JOURNAL

DES

BAINS DE MER

DE DIEPPE,

OU RECHERCHES ET OBSERVATIONS SUR L'USAGE HYGIÉNIQUE ET THÉRAPEUTIQUE DE L'EAU DE MER.

PAR CH. L. MOURGUÉ,

Docteur en médecine, Médecin-Inspecteur des Bains de mer de Dieppe, Membre résident de la Société royale académique des Sciences de Paris et de plusieurs Sociétés de médecine.

PREMIÈRE LIVRAISON,

ORNÉE D'UNE FIGURE EN TAILLE-DOUCE.

Quæramus quid optimum,
non quid usitatissimum.
SÉN., *de Vit. beat.*

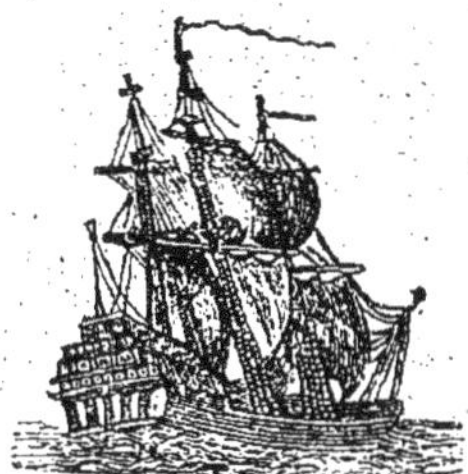

A PARIS,

Chez Mme. SEIGNOT, Libraire, quai Saint-Michel, n° 17;

A DIEPPE,

Chez CORSANGE, Imprimeur-Libraire.

1823.

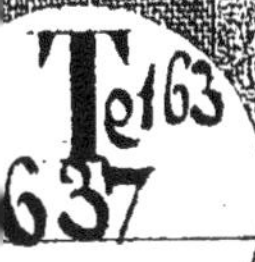

Vue principale des nouveaux bains de mer à Dieppe.

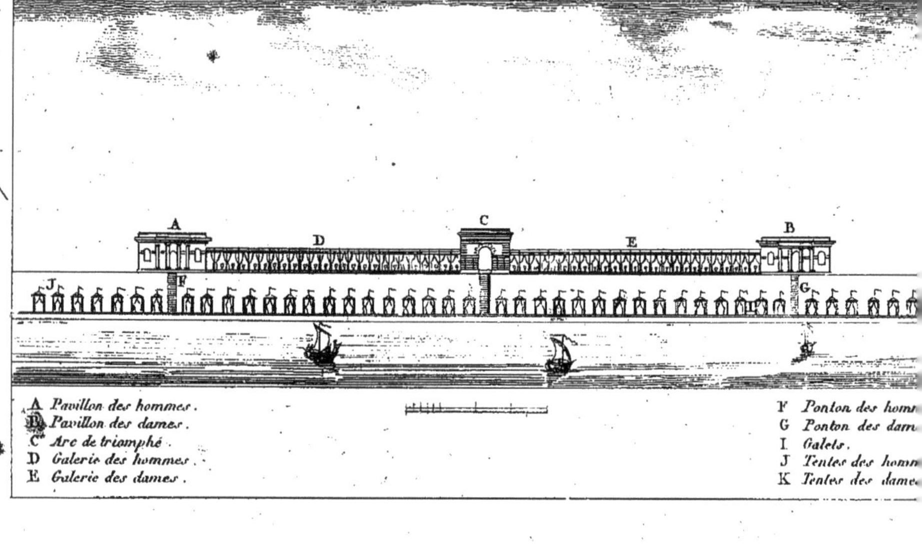

A Pavillon des hommes.
B Pavillon des dames.
C Arc de triomphé.
D Galerie des hommes.
E Galerie des dames.
F Ponton des homm
G Ponton des dam
I Galets.
J Tentes des homm
K Tentes des dame

Vue principale de l'Hôtel des bains de mer à Dieppe.

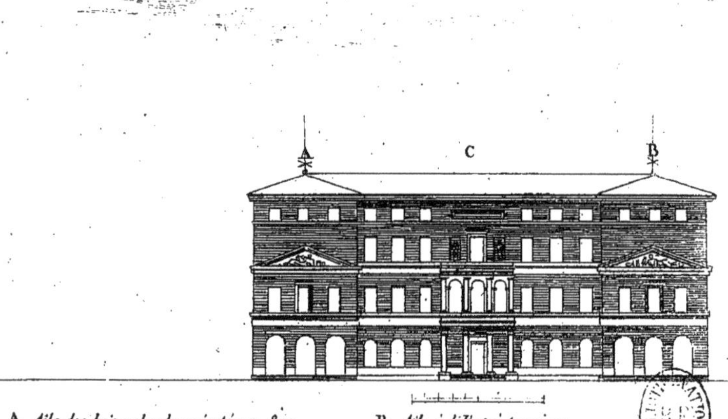

A Aile des bains chauds exécutée en 1822. B Aile à l'Est à terminer. C Principal batiment à term

A Paris, chez Mr Seignot, Libraire, Quai S. Michel

JOURNAL

DES

BAINS DE MER

DE DIEPPE.

IMPRIMERIE DE GUEFFIER, RUE GUENÉGAUD.

JOURNAL

DES

BAINS DE MER

DE DIEPPE,

OU RECHERCHES ET OBSERVATIONS SUR L'USAGE HYGIÉNIQUE ET THÉRAPEUTIQUE DE L'EAU DE MER.

PAR CH. L. MOURGUÉ,

Docteur en médecine, Médecin-Inspecteur des Bains de mer de Dieppe, Membre résident de la Société royale académique des Sciences de Paris et de plusieurs Sociétés de Médecine.

PREMIÈRE LIVRAISON,

ORNÉE D'UNE GRAVURE EN TAILLE-DOUCE.

Quæramus quid optimum,
non quid usitatissimum.
SEN., *de Vit. beat.*

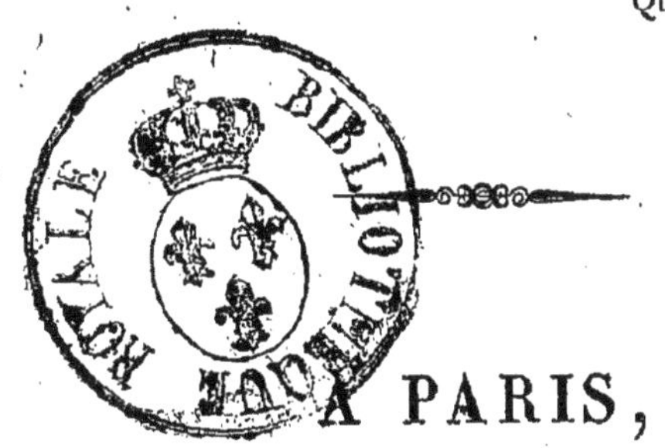

A PARIS,

Chez Mme. SEIGNOT, Libraire, quai Saint-Michel, no 15.

A DIEPPE,

Chez CORSANGE, Imprimeur-Libraire.

1823.

A

M. LE BARON LUCAS,

Médecin ordinaire de S. A. R. Madame, duchesse d'Angoulême, Vice-Président de l'Académie royale de Médecine de Paris, Membre de la commission des eaux minérales de France, Inspecteur des eaux de Vichy, Chevalier de la Légion d'Honneur, de l'ordre de St-Michel, etc.

Comme un faible témoignage de l'attachement le plus respectueux et de la reconnaissance la mieux sentie,

Ch. L. Mourgué.

RÉFLEXIONS

PRÉLIMINAIRES.

L'eau de mer, par le nombre et la proportion des élémens chimiques qui la composent, mérite d'occuper un rang distingué parmi les eaux salines naturelles, même les plus énergiques. La Médecine ne pouvait donc manquer de mettre à profit ce moyen efficace, soit pour conserver la santé, soit pour combattre les maladies; aussi l'usage hygiénique et thérapeutique des bains de mer remonte-t-il aux temps les plus reculés. Sans parler des allégories mythologiques de l'ancienne Grèce (1), nous

(1) Telle est cette ingénieuse fiction dans laquelle on représente Vénus sortant du sein des ondes et devenant ensuite la mère commune de l'univers; telle est encore la fable de Thétis, plongeant son fils Achille

trouvons dans les monumens historiques de Rome des preuves non équivoques de l'emploi qu'on en faisait. Musa, au rapport de Suétone, opéra, par ce moyen, une guérison mémorable sur la personne d'Auguste; selon le même historien, Néron voulant ajouter un nouveau degré de magnificence à son palais des *Thermes*, y fit aborder à grands frais les eaux de la mer. Mais c'est sur-tout à nos auteurs de médecine qu'on pourrait emprunter de nombreuses autorités. Hippocrate prescrivait souvent l'eau de mer, à titre de purgatif. Celse en a décrit les propriétés avec son élégance accoutumée; et il paraît, d'après le passage suivant, que du temps de Pline les médecins en faisaient usage : *aquam maris efficaciorem discutiendis tumoribus putant medici quidam, et quartanis dedêre eam bibendam in tenesmis.* Nous bornerons là ces

---

dans les eaux du Styx, pour le rendre, sinon invulnérable, du moins plus propre à supporter les fatigues et les nobles travaux de la guerre; car il n'est pas de fables qui ne renferment le germe de quelque vérité.

citations, bien que d'autres auteurs recommandables aient également conseillé l'eau de mer comme moyen prophylactique et curatif.

Toutefois on ne possédait alors que des notions fort imparfaites quant à l'action que cet agent thérapeutique peut exercer sur l'économie; l'eau de mer n'a pu être bien connue dans ses principes constituans qu'à la naissance de la chimie moderne; c'est vers le milieu du dix-huitième siècle qu'on à commencé à l'analyser, et, sous le rapport médical, les Anglais sont ceux qui ont recueilli les observations les plus concluantes.

En France, quoique personne ne conteste l'efficacité de l'eau de mer, peu de médecins en prescrivent l'usage. Cette indifférence pour un des moyens curatifs les plus puissans paraît tenir au peu de soin qu'on a eu jusqu'ici de recueillir, sur les lieux, les observations propres à constater ses véritables propriétés. En effet, aucun auteur de notre nation n'a traité *ex professo* ce point important de thérapeutique, et, au lieu de faits cliniques bien observés, on ne trouve, dans la plupart des ouvrages, que des idées vagues, générales et d'une application difficile aux cas particuliers. C'est encore là ce qui explique pourquoi le petit nombre de nos établissemens appropriés à l'emploi de l'eau de mer sont restés dans l'oubli ou n'ont obtenu, jusqu'à ce jour, qu'une réputation locale et peu étendue.

Il reste donc beaucoup à faire tant pour propager l'usage d'un remède qui peut être réellement utile que pour déterminer avec précision les cas qui en réclament l'emploi ; tel est le but que nous nous proposons dans la publication de ce journal.

Appelé par le Gouvernement aux fonctions d'inspecteur des bains de mer récemment établis à Dieppe, nous devons tenter à cet égard tout ce qui n'a pas encore été fait, moins par nous-même qu'en provoquant l'attention des médecins sur ce sujet important. Ce serait mal répondre à la confiance qui nous a été accordée, que de laisser plus longtemps ignoré un établissement digne de rivaliser avec les plus beaux *thermes* de l'intérieur.

En Angleterre, toutes les villes maritimes de quelqu'importance possèdent des bains de ce genre, et le soin qu'on apporte à tout ce qui peut en faciliter l'usage prouve assez le prix que nos voisins y attachent. C'est là, en effet, qu'ils paient leur tribut à la mode; tandis qu'on court chez nous aux eaux thermales les plus vantées. Mais observons bien que les bains de mer ne sont pas pour les habitans de la Grande-Bretagne un simple objet de distraction : dans ces lieux, embellis à grands frais, ils trouvent encore le remède d'une foule de maux et le préservatif le plus certain des affections catarrhales que fait naître leur climat humide et brumeux.

Ce premier travail n'étant qu'une sorte d'introduction à des questions plus importantes, nous n'avons pas pour objet d'y soumettre l'emploi de ce moyen à des lois fixes, exprimées en aphorismes. Dans les sciences qui, comme la médecine, reposent sur l'observation, les principes généraux doivent être la conséquence exacte et rigoureuse des faits particuliers : or ceux que nous possédons sur les maladies qu'il convient de traiter par l'eau de mer, ne sont, en général, ni assez multipliés, ni assez exacts. Pour bien juger l'action de cet agent thérapeutique sur l'économie, il ne suffit pas d'en avoir vu de bons ou de mauvais effets dans l'état de quelques malades, il faut encore multiplier les observations, les comparer entre elles, les analyser, et tenir compte des circonstances qui ont pu favoriser ou contrarier les effets du remède. Russel (1), s'étant éloigné de cette route, n'a pu calculer au juste les effets curatifs obtenus par ce moyen; et son livre, d'ailleurs très-important, perd ainsi une partie de son

---

(1) Dans la plupart des faits qu'il rapporte, on voit que Russel faisait concourir, avec l'usage des bains de mer, diverses préparations pharmaceutiques, telles que le sulfure noir de mercure, l'hydro-chlorate d'ammoniaque, la scille, les cloportes, etc., pour lesquelles il avait une prédilection marquée. Aussi lorsqu'on en vient à l'examen des effets produits par ces médicamens, on ne distingue plus celui qui a mérité les honneurs de la cure. (*De Tabe glandulari, sive de usu aquæ marinæ in morbis glandularum.*)

mérite aux yeux du médecin praticien. On peut adresser le même reproche à Buchan (1) : dire avec lui que le bain de mer guérit l'épilepsie, la danse de Saint-Guy, les spasmes, les convulsions, etc., c'est exprimer des notions vagues, dont la thérapeutique ne peut retirer aucun avantage réel (2). Sans doute l'eau marine peut triompher de ces diverses affections, et plusieurs exemples le prouvent; mais ne devait-on pas encore déterminer dans quelle espèce d'affections nerveuses, dans quelle période de ces maladies, le remède peut être couronné de succès? Il en est de même de tous les autres moyens curatifs; utiles dans un cas, ils peuvent devenir impuissans ou nuisibles dans d'autres. Nous ne nous arrêterons pas plus longtemps à ces vérités devenues presque triviales.

---

(1) *Practical Observations concerning sea-bathing,* etc.

(2) Les observations peu précises nuisent peut-être plus aux véritables progrès de la médecine-pratique, que le manque même de toute observation, et c'est ici le cas de dire que l'ignorance est préférable à l'erreur.

Outre les différences des âges et des sexes, celles du tempérament, de la cause connue des maladies, de leur degré d'intensité, circonstances qu'il faudra prendre en considération, des difficultés d'un autre ordre s'offrent à l'esprit lorsqu'on veut analyser avec soin les effets thérapeutiques du bain de mer. En effet, loin de se borner à l'étude de ses propriétés intrinsèques, on doit tenir compte de l'influence qu'exercent, tant au physique qu'au moral, une foule d'agens extérieurs qui ont tous une part plus ou moins active aux résultats obtenus. Parmi les influences locales dont nous parlons, et qui ajoutent souvent une nouvelle énergie à l'action du bain de mer, les impressions agréables que fait naître la vue d'un bassin sans limites, la pureté de l'air qu'on respire sur les côtes maritimes, l'exercice, le régime, etc., viennent se placer au premier rang. Toutefois, l'incrédulité s'efforcerait en vain d'appliquer à l'eau de mer ce qu'on a pu dire de quelques eaux minérales dont tous les bienfaits ont été bornés au voyage, à la distraction, au changement d'air et d'habitudes; les signes de son action sont trop évidens pour qu'on puisse la révoquer en doute; mais il n'en faut pas moins reconnaître que cette action sera accrue ou diminuée par les influences locales dont il s'agit; elles font partie du traitement de presque toutes les affections chroniques, et sous ce rapport le bain de mer a cet avantage, que ses effets se trouvent nécessairement liés à ce concours de circonstances salutaires : aussi nous a-t-il paru important de les faire connaître avant d'étudier l'effet pur et simple de l'immersion plus ou moins prolongée dans la mer. Nous nous bornerons donc, dans cette première livraison du *Journal des Bains de Dieppe*, à des considérations générales 1°. sur l'atmosphère propre à la mer et aux côtes maritimes, 2°. sur les propriétés physiques et chimiques de l'eau salée, 3°. sur ses modes d'administration, et 4°. sur l'hygiène des malades qui en font usage : la description des bains de mer de Dieppe et quelques recherches sur les monumens historiques les plus remarquables de cette ville, serviront d'introduction à ces diverses matières, qui seront traitées dans autant de chapitres particuliers. Si tous ces objets n'offrent pas maintenant les développemens nécessaires, nous y reviendrons avec de nouveaux détails, par la suite.

JOURNAL

DES

BAINS DE MER

DE DIEPPE.

Description des bains de mer de Dieppe, servant d'Introduction.

Si l'on veut jeter un coup-d'œil sur les établissemens consacrés, en France, à l'administration des bains de mer, on n'est pas moins étonné de leur petit nombre que du peu d'importance qu'on a mis à leur construction et à leur embellissement. Ce n'est que depuis très-peu d'années qu'on s'en est occupé d'une manière spéciale : Marseille, Cette et quelques autres villes maritimes s'annoncent déjà sous d'heureux auspices; mais c'est sur-tout à Dieppe qu'on a conçu et exécuté un établissement de bains de mer vraiment national. Cette ville, par sa position dans l'un des plus beaux départemens de la France, sa proximité de la capitale et le voisinage des côtes d'Angleterre, était naturellement appelée à offrir le modèle des monumens publics de ce genre.

Les anciens bains de Dieppe étaient très-incomplets, ou plutôt il n'en existait pas, tout s'y réduisait à quelques baignoires et à un petit nombre de tentes jetées au hasard sur la plage. Néanmoins, sur le récit des guérisons obtenues, quelques malades s'y rendaient encore, mais ils témoignaient leur mécontentement sur l'incommodité des bains, la distance des logemens et le défaut de toute espèce de réunion. Déjà même quelques baigneurs se dirigeaient sur d'autres points de la plage, et quelques-uns d'entre eux se rendaient aux bains de *Brighton*. Ainsi la France devenait tributaire d'un peuple voisin, qui profitait de ce qu'elle pouvait offrir à ses habitans. (1)

Cet état de choses devait exciter le patriotisme et le génie industrieux des habitans de Dieppe. Aussi ont-ils compris ce qui manquait à leur ville, et rien n'a été épargné pour donner au monument élevé en son honneur toute la perfection dont il était susceptible.

Offrir aux malades qui font usage du bain de mer tout ce qu'on peut exiger, sous le rapport sanitaire, dans une ville entourée de beaux sites et intéressante par ses souvenirs historiques; procurer aux personnes qui veulent respirer l'air des côtes un séjour agréable et assez rapproché de la capitale; présenter enfin à ceux qui aiment les déplacemens et les voyages un point de

(1) Rapport à S. E. le Ministre de l'intérieur sur les nouveaux bains de mer de Dieppe.

réunion d'été, semblable à ceux de la Grande-Bretagne, tel est le but que s'est proposé l'administration des bains, et qu'elle a complètement atteint. Un vaste et magnifique hôtel situé dans l'intérieur de la ville et voisin de la mer, réunit les conditions les plus favorables à l'emploi de l'eau salée, sous toutes les formes et à diverses températures; il offre, en outre, aux étrangers des logemens commodes, agréables, et où ils trouveront tous les secours de l'art à côté des avantages de la vie domestique.

Mais c'est sur-tout sur le rivage de la mer qu'on a déployé tout ce qui pouvait satisfaire leurs besoins et leur goût. Les bains *à la lame* (1), construits sur ce point, ne laissent rien à désirer; tout y est recherché,

(1) Nous employons cette expression, quoique peu usitée encore dans le langage médical, afin qu'on ne confonde point ce genre de bain avec celui qu'on peut

moins encore pour l'élégance que pour la salubrité, l'agrément et la distraction; cette partie des constructions ne peut qu'ajouter beaucoup à la réputation dont jouit déjà, pour ces sortes d'ouvrages, l'architecte des bains de Dieppe, M. Chatelin (1).

Plus cet établissement excite l'intérêt et promet des secours utiles à l'art de guérir, plus il importe de faire connaître en détail toutes les parties dont il se compose.

1°. *Bains à la lame.*

Le terrain libre qui défend la ville de Dieppe contre les flots de la mer offre une

administrer, à froid, dans des baignoires particulières; cette distinction est importante à faire, comme nous le verrons par la suite.

(1) Auteur du plan de l'établissement thermal de Bagnoles, situé dans le département de l'Orne.

ligne très-étendue, circonscrite à l'est par la jetée du port, et à l'ouest par la longue chaîne de falaises (1) qui s'étend au loin pour donner naissance à un des plus beaux bassins de l'Océan. C'est dans ce lieu agréable, que la nature semblait désigner elle-même, qu'on a fondé, au milieu du galet et à peu de distance du château fort, l'établissement dont nous parlons.

Il se compose d'une galerie couverte, de cent vingt pieds de long, interrompue à sa partie moyenne par un arc de triomphe, et de deux pavillons ou temples, de forme carrée,

---

(1) Ces montagnes sont taillées à pic et battues en plusieurs endroits par les hautes marées. Des bancs de rochers qui forment des angles rentrans dans la mer, offrent à la vue la base d'anciennes falaises emportées par les vagues. Les plus élevées sont celles de Codecôte, près de Dieppe. Elles se composent de couches successives de marne et de silex; on trouve au-dessous des glaises et du grès.

terminant cette galerie aux deux extrémités. Le premier de ces temples, situé à l'ouest, est dédié aux dames; le second, à l'est, est consacré aux hommes. Chacun, dans la face correspondante à la mer, offre un avant-corps, orné de quatre colonnes d'ordre ionique, formant péristile, surmonté d'un acrotère. Le pavillon des dames renferme un grand et magnifique salon, meublé avec goût et servant de lieu de réunion avant et après le bain. Ce salon communique à la fois à deux pavillons de repos et de secours pour les baigneuses dont l'état exigerait des soins particuliers. Un nouveau salon circulaire sert de vestibule à ces diverses pièces, distribuées de manière qu'on peut y jouir, de toute part, de la vaste étendue de la mer et de la vue d'un jardin à l'anglaise, qui sert de promenade ordinaire aux malades.

L'intérieur du temple destiné aux hommes offre des dispositions en tout semblables aux premières ; mais la pièce principale est convertie en une grande salle de billard où ils pourront, à toute heure du jour, prendre un exercice agréable et utile à la santé.

Ces deux pavillons communiquent entre eux par la galerie qui s'étend sur une ligne parallèle à la mer et au mur de ville ; les travées à jour qui composent ses parties latérales sont sur-élevées de deux marches et en forme de tente ; dans l'espace qui les sépare, se trouvent des vases de forme étrusque et ornés de fleurs ; de sorte que les baigneurs des deux sexes, après être descendus de voiture sous l'arc de triomphe dont nous parlerons bientôt, auront à parcourir, pour se rendre à leur pavillon respectif, cette longue avenue, où ils jouiront encore du spectacle imposant de la mer et des impressions que fait naître la vue d'une végétation naissante sur un terrain naguère inculte et abandonné.

La voûte de l'arc de triomphe, formant portique, est revêtue de caissons et de rosaces dans toute son étendue; au-dehors, des niches grecques pratiquées dans les angles renferment quatre statues représentant les principales mers. Dans les coins de la voûte sont pratiquées de petites salles destinées à un dépôt de livres et journaux, à la distribution des cartes d'entrée; dans l'un de ces salons, les baigneurs trouveront un déjeûner toujours prêt. Un escalier demi-circulaire conduit de l'une de ces salles à une vaste plate-forme couronnant le portique, et où des lunettes d'approche, disposées à cet effet, permettent de découvrir au loin les bâtimens et les côtes de la Normandie dans un espace de plus de dix lieues.

En face des pavillons et de l'arc de triomphe que nous décrivons, sont placés les *pontons* que les baigneurs ont à parcourir pour se rendre à la mer. Ces pontons étant défendus par une balustrade à hauteur d'appui, et offrant, d'ailleurs, toute la solidité désirable, les malades les plus timides et les plus souffrans peuvent y descendre en toute confiance. Au bas de ces pontons ils trouveront des tentes décorées avec élégance, et où ils pourront s'habiller et se déshabiller, à l'abri des injures de l'air : les personnes du sexe peuvent les fréquenter sans crainte ; en dépouillant leurs voiles, elles n'auront jamais à rougir d'un regard indiscret. L'autorité locale, dont on ne saurait trop louer le zèle éclairé, a pris les mesures les plus sages pour faire régner là, comme ailleurs, la décence et le bon ordre ; non-seulement l'entrée de l'établissement est interdite aux personnes qui y sont étrangères, mais il leur est également défendu de conduire les malades à la mer; des *guides jurés*, choisis par l'administration, jouissent seuls de ce droit.

Ces hommes, intrépides nageurs, d'une moralité éprouvée, et capables du plus grand dévoûment, accompagnent les baigneurs à la mer, les surveillent pendant le bain et doivent les protéger contre la violence des vagues, si l'on pouvait craindre les suites d'une percussion trop vive ou trop longtemps prolongée. Cette méthode prévient jusqu'aux moindres accidens, et nous observerons, en passant, qu'elle est, sous tous les rapports, préférable à celle des Anglais, dont le docteur Patrick Mackenzie a fort bien signalé les vices dans ses *Practical Observations, on the medical Powers of mineral waters; London*, 1820.

2°. *Bains de mer chauds.*

Le bain d'eau de mer froid ayant cela de commun avec la plupart des remèdes héroïques, qu'on ne peut l'employer avec un égal succès contre un grand nombre de maladies, on est souvent dans la nécessité d'altérer, en quelque sorte, ses propriétés, pour lui en substituer de nouvelles ; la chaleur est le moyen qu'on emploie ordinairement. L'eau de mer, ainsi modifiée par cet agent puissant, acquiert une énergie particulière et se range alors d'elle-même parmi les eaux thermales, dans lesquelles le calorique joue un rôle si important, et presque exclusif, selon quelques auteurs. C'est ce qui explique pourquoi le bain de mer froid échoue dans certaines affections qui sont guéries par le même bain convenablement chauffé, *et vice versâ*. C'est ainsi, par exemple, que ce dernier peut triompher de quelques maladies rhumatismales, dartreuses, psoriques, etc., pour lesquelles la prudence ne permet pas toujours de s'immerger dans la mer. Il était donc d'une haute importance, sous le rapport sanitaire, qu'un établissement de bains de mer chauds fût réuni au premier que nous avons décrit. Multiplier les avantages que les *thermes* de Dieppe offriront aux malades, c'était assurément la voie la meilleure pour en assurer le succès. L'administration des bains était sans doute pénétrée de cette vérité, à en juger par l'esprit d'ordre et l'intelligence qu'elle a apportés dans ces nouvelles constructions, non moins remarquables que les précédentes.

L'hôtel des bains de mer chauds est situé, avons-nous dit, dans l'un des quartiers les plus agréables de la ville, et dans le voisinage le plus rapproché de la mer. Il a son entrée principale sur la rue d'Angoulême, et un jardin clos, orné de fontaines et de statues, forme le premier espace à parcourir pour s'y rendre.

Dans *l'aile gauche* du bâtiment sont placés les cabinets de bains et de douches : ces cabinets, séparés pour les deux sexes, sont précédés de deux salons d'attente, le premier, destiné aux dames, le second réservé aux hommes. Chacun de ces cabinets, formant salle de bain, est éclairé par une douce lumière et a vue sur le jardin. Ces salles diffèrent peu de la chambre particulière des bains publics de la capitale : une extrême propreté en constitue le principal luxe; des boiseries peintes en forment les cloisons ; les meubles y sont en petit nombre, une table de toilette, quelques chaises et une glace font tous les frais de décoration ; mais rien n'a été omis de tout ce qui pouvait faciliter l'usage des bains. Les baignoires, à l'instar des bains des anciens, sont placées au niveau du parquet, et on y descend à l'aide de quelques marches; aussi, le malade le plus impotent ou le moins agile peut-il s'y placer et en sortir sans effort. L'eau, toujours claire et limpide, y coule comme dans la plupart des bains ordinaires, avec cette différence remarquable, cependant, que deux seuls cols de cygne donnent à volonté eau de mer et eau douce, froide ou chaude, et cela en n'imprimant qu'un léger mouvement au cylindre; de sorte que, sans sortir de la baignoire, on pourrait, après avoir pris un bain ordinaire, recevoir à l'instant un bain d'eau de mer.

Deux cabinets de douches descendantes font suite à ces salles de bains. Leur élévation au-dessus des baignoires étant de plus de vingt pieds, il est permis d'en obtenir, selon les cas, un très-haut degré de force et de vîtesse. L'eau salée et l'eau douce qui servent à les alimenter, sont d'abord reçues dans des chaudières où elles acquièrent le degré de chaleur convenable, avant de parcourir des cylindres dans lesquels la colonne du liquide peut être augmentée ou diminuée à volonté. Cet appareil, auquel il ne manque qu'une douche ascendante que nous nous proposons d'y faire établir pour la saison qui s'avance, offre les dispositions les plus commodes et les moins compliquées pour diriger l'eau de mer sur toute la surface du corps et dans la quantité ordonnée.

Le soin le plus scrupuleux a été apporté pour prévenir toute altération de l'eau de mer et lui conserver l'intégrité de ses propriétés chimiques et médicinales : reçue directement de l'océan par des tuyaux en bois qui la transmettent dans de vastes réservoirs souterrains, elle s'élève à l'aide d'une pompe et se distribue ainsi, dans toute sa pureté, partout où le besoin du service l'exige. L'appareil calorifère qui sert à la chauffer, est placé sous terre et à une distance assez grande pour que les baigneurs n'en éprouvent aucune incommodité.

L'aile droite de l'hôtel des bains chauds est consacrée en entier au logement des baigneurs. Au rez-de-chaussée, elle se compose d'un vestibule occupant le centre ; à gauche on trouve une grande salle à manger qui conduit d'une part à un vaste salon de compagnie, et de l'autre à un petit salon de musique, bibliothèque et salle de billard; un escalier demi-circulaire, à l'anglaise, communique à trois étages supérieurs, dans lesquels pourront se loger les malades à qui leur état ne permettrait pas de se déplacer ; ils y trouveront des appartemens complets, décorés avec simplicité, mais dignes de recevoir les personnes de la plus haute distinction. Les logemens du premier étage étant à proximité du mur de ville, communiqueront à une terrasse de toute la longueur de la facade, d'où les baigneurs pourront jouir de la salubrité de l'air, du coup-d'œil des bains *à la lame*, et de la mer elle-même, toujours animée sur ce point par les barques et les bâtimens qui se croisent en tous sens.

D'après cette description des bains de mer de Dieppe, on peut présumer qu'indépendamment de leur usage thérapeutique, ces bains deviendront un objet d'agrément pour les habitans et les étrangers qu'ils attireront sans doute.

Il manquait à la France une de ces villes avouées par la bonne compagnie, où l'on puisse jouir à la fois de la société et des promenades champêtres, où l'on soit sûr de se rencontrer à une époque fixe, et où les étrangers de distinction puissent séjourner avec agrément. Dieppe mérite à plus d'un titre de fixer l'attention sous ce rapport. Située sur le revers d'une colline dont la croupe s'abaisse vers l'Océan, elle est exposée à toute l'influence salutaire des vents de mer. La nature de son sol et l'obstacle toujours renaissant que ces vents opposent au repos et à la stagnation de l'air, en entretiennent constamment la pureté; aussi les Dieppois, qui vivent dans cette atmosphère privilégiée, présentent, en général, l'image de la force, de la santé, et restent étrangers à ces maladies endémiques qui dépeuplent tant de pays moins favorisés.

A ce premier avantage il faut en ajouter un second, non moins précieux sous le rapport hygiénique, et qu'on ne trouve presque nulle part dans les autres villes maritimes. Une source abondante fournit jusque dans l'intérieur de presque toutes les habitations une eau saine, agréable au goût, et qui ne participe en rien des qualités de celle de la mer. Cette source prend naissance à huit kilomètres (deux lieues) de la ville, et alimente soixante-huit fontaines situées dans autant de maisons particulières. Les eaux y arrivent par divers canaux souterrains, creusés dans le roc. Ces constructions, remarquables par leur solidité et les difficultés qu'on a dû éprouver à chaque pas, furent commencées aux frais de la ville deDieppe, en 1558, sous François Ier, et ne se terminèrent que sous le règne de son successeur.

Quoique cette ville soit très-ancienne, puisqu'elle remonte au temps de Charlemagne, qui en posa les premiers fondemens sous le nom de Bertheville, les désastres qu'elle a éprouvés à diverses époques ont fait disparaître la plupart de ses monumens historiques. Parmi ceux qu'elle possède encore, l'église de Saint-Jacques, qui se distingue au loin par sa tour très-élevée et d'un fort bon style gothique, est un des édifices publics qui ont le moins souffert de l'incendie en 1694 (1) : c'est aussi l'un des monumens

(1) Cet événement déplorable ayant exercé une grande influence sur les destinées de Dieppe, nous ne

qui font le plus d'impression sur les étrangers. Cette tour peut passer, en effet, pour

---

pouvons le passer entièrement sous silence. Quoique maîtres de la mer, les Anglais et les Hollandais n'avaient encore pu obtenir aucun succès sur les armateurs de Dieppe, lorsqu'on apporta la nouvelle qu'une flotte combinée des deux escadres, anglaise et hollandaise, sous le commandement de lord Barclay, s'avançait et menaçait la ville.

Dieppe ne possédait alors, pour tout moyen de défense, que la batterie du château, de douze canons, quatre mortiers montés sur la falaise et quelques batteries placées sur divers points.

Le 16 juillet 1694, le capitaine Beaujeu ayant fait entrer dans le port une frégate dont il venait de s'emparer, annonça d'une manière positive que la flotte ennemie était en vue; une heure après on la signala effectivement.

Ce ne fut que le 18 juillet que l'ennemi fit avancer ses vaisseaux et se rangea en bataille, de manière à embrasser toute la baie de Dieppe. Il appuya sa droite sur

une des plus remarquables de France. Sa plate-forme permet de jouir de la plus belle

---

les rochers de l'Hailly, et sa gauche sur la falaise de Berneval; les galiotes destinées à consommer la ruine de la ville occupaient le centre avec les navires chargés des munitions.

Le 21, au matin, le vent étant devenu favorable, les vaisseaux ennemis commencèrent à jeter des bombes. Les Dieppois répondirent du feu de leurs canons et de leurs mortiers, mais sans autre avantage que de mettre une grande chaloupe anglaise hors de combat.

Le 22, les galiotes se rapprochèrent et s'étant placées en face de la ville, lancèrent leurs bombes avec plus de fureur, et malheureusement avec beaucoup trop de succès. Dès cet instant commença l'incendie, qui eût causé de plus grands ravages, si l'adresse et le courage des habitans n'avaient prévenu l'effet d'un *machine infernale* qui, selon le calcul des ennemis, devait détruire la jetée et le port. L'explosion, quoiqu'à demi étouffée, offrit encore le spectacle le plus affreux. Après une détonnation des plus vives, on vit tout-à-

perspective, puisqu'elle domine dans un cadre immense la ville, les campagnes environnantes, le port et une grande étendue de la mer.

L'église de Saint-Remi, moins ancienne que la précédente, est aussi d'une plus belle architecture; la nef, formée de colonnes d'un seul fût et d'une belle proportion, offre déjà, dans ses décorations intérieures, quelques légères traces de ce bon goût qui distingue la plupart de nos édifices modernes.

---

coup l'atmosphère embrasée de feux de toute couleur, et il tomba sur la ville comme un torrent de matières enflammées.

On aime à se reposer du récit de ce triste événement, en citant des traits de courage; l'histoire signale, et nous ne devons pas oublier ici les noms des capitaines Leber, Croisé, la Guillonière et Miffaut, qui, dans cette occasion, donnèrent l'exemple d'un dévoûment sans bornes, en sauvant, au péril de leur vie, un grand nombre d'habitations.

L'émigration d'une partie la plus industrieuse des

Parmi les monumens de Dieppe qu'on cite encore pour leur antiquité, nous devons mentionner une forteresse connue aujourd'hui sous le nom de Tour-aux-Crâbes, placée vers l'extrémité des quais du côté de la mer. Il paraît qu'on a aussi découvert depuis peu, en déblayant les terres pour former le nouveau bassin, des ruines ensevelies, dans lesquelles on retrouve des voûtes, des restes de hautes murailles, probablement destinées à défendre la ville du côté d'Arques.

---

habitans et la stagnation momentanée du commerce furent les suites de cette catastrophe; mais grâce à la munificence de Louis XIV, dès l'année 1700 on vit Dieppe renaître pour ainsi dire de ses cendres.

Cette ville avait déjà été assiégée en 1443 par les Anglais; et, quatre siècles auparavant, les Normands et Philippe Auguste l'avaient détruite de fond en comble. Mais elle s'est relevée trois fois de ses ruines; tant il est vrai que le génie d'un peuple industrieux est presque toujours impérissable, quoi qu'on fasse pour l'anéantir.

Le château de ce nom, théâtre des exploits de Henri IV, mérite aussi de trouver place parmi les monumens historiques dont nous parlons. Il n'est point d'étranger qui n'aime à parcourir la riante vallée qu'il domine, et d'où ce grand Roi, après avoir battu les troupes de Mayenne, écrivait ce peu de mots à Crillon : « PENDS-TOI, BRAVE CRILLON, NOUS AVONS BATTU L'ENNEMI A ARQUES, ET TU N'Y ÉTAIS PAS. » (1)

Les historiens sont divisés d'opinion sur l'origine du château d'Arques ; les uns font dériver son nom du mot d'*Arx*, pris simplement pour signifier forteresse par excellence ; les autres le lui donnent à cause des grandes voûtes creusées dans le fond de son terrain

(1) Ce fut dans cette plaine, à peu de distance du château, que se livra la fameuse bataille d'Arques, gagnée par Henri IV sur l'armée de la ligue, trois fois plus nombreuse que la sienne.

en forme d'arcades; mais la version la plus probable est celle de l'auteur anonyme des *Mémoires chronologiques sur Dieppe;* selon lui, le château d'Arques fut construit par les Romains. Ces derniers voulant faire respecter leurs conquêtes par les peuplades principalement livrées à la pêche et à la chasse, qui existaient dans ce pays, y élevèrent, près de la mer, un fort auquel ils donnèrent le nom d'*Arelanum*, d'où est dérivé plus tard celui d'*Arques*.

Ce château, célèbre par les différens siéges qu'il a soutenus, possède dans ses environs une fontaine renommée par les pétrifications qu'elle forme; les mousses, les feuilles, les pierres, tout s'incruste de la manière la plus délicate sous les eaux de cette source.

Nous ne terminerons pas cette notice sur Dieppe sans rappeler, pour son honneur, qu'elle fut la patrie du brave Duquêne qui, dans le commandement des grandes escadres, n'eut jamais parmi ses compatriotes d'autre égal que Tourville, son élève et son ami (1). Dieppe peut se glorifier encore d'avoir vu naître dans ses murs le courageux pilote Boussard, qui consacra sa vie au service de l'humanité ; le médecin Pequet, auquel nous devons plusieurs ouvrages de médecine et la découverte du réservoir qui porte son nom ; le savant géographe Lamartinière, et quelques autres hommes recommandables par les services qu'ils ont rendus à la patrie, à la science et aux arts.

---

(1) Le nom de Duquêne passera à la postérité avec ces vers d'Esmenard, poëme de la Navigation :

. . . .

Là, frappé comme lui par la guerre inhumaine,
Ruyter, fier de son sort, ne cède qu'à Duquêne.

. . . .

Duquêne triomphant n'est heureux qu'à demi;
Du rival qu'il admire et du plus digne ami,
Dans ses justes regrets unissant la mémoire,
Sa douleur généreuse attriste sa victoire.

CHAPITRE I.

Considérations générales sur l'atmosphère propre à la mer et aux côtes maritimes.

On ne peut se faire une idée exacte de l'action qu'exerce sur le corps vivant l'atmosphère maritime, sans jeter un coup-d'œil sur l'air en général. Ce fluide élastique, que les anciens considéraient comme un élément, se compose, dans son état de pureté, de 0,21 d'oxigène, 0,78 de gaz azote, et d'environ 0,01 de gaz acide carbonique; mais diverses causes tendent sans cesse à introduire dans l'air des émanations qui l'altèrent et le vicient; aussi deviendrait-il bientôt un vaste foyer de mort, si la nature, dans sa haute prévoyance, n'avait placé l'antidote à côté du poison. Il existe, en effet, une puissance toujours active, chargée de restituer à l'atmosphère le gaz oxigène qu'elle perd par la respiration des animaux, la combustion, etc. Tel est le rôle que joue la lumière solaire, par l'effet qu'elle produit sur les oxides métalliques, l'acide carbonique et sur les végétaux exposés à son contact; mais d'autres agens concourent à ce but important, tels sont encore le mouvement des eaux et l'action puissante exercée par les vents.

De cette théorie basée sur un nombre infini d'expériences eudiométriques, on peut tirer la conclusion que les lieux où ces causes agissent avec plus d'intensité, doivent être aussi les plus sains et les plus favorables à l'entretien de la vie et de la santé : c'est ce que l'expérience prouve effectivement à l'égard des contrées que parcourent des lacs et des rivières de quelque étendue, et où l'air se trouve fréquemment renouvelé ; c'est ce qu'on observe bien mieux encore dans le voisinage de l'Océan, qui communique nécessairement aux couches inférieures de l'air des ondulations plus vives et plus fréquentes. L'influence dont il s'agit se manifeste d'une manière évidente après les grandes tempêtes qui agitent violemment l'atmosphère. Les voyageurs qui ont séjourné aux Antilles, assurent que les ouragans, souvent si terribles, qu'on y éprouve à diverses époques, ont du moins cet avantage, qu'ils agitent, renouvellent l'air et en modifient les qualités nuisibles (1). Les expériences du célèbre Ingenhousz tendent également à démontrer la supériorité de l'air des côtes sur celui des continens, et on a remarqué qu'en général les maladies étaient moins fréquentes en pleine

(1) On a vu des maladies opiniâtres disparaître spontanément, des épidémies meurtrières arrêter leur marche, après ces violentes commotions aériennes qui semblent confondre tous les élémens.

mer que lorsqu'on navigue près des terres.

L'évaporation qui s'opère à la surface de l'Océan enlevant à l'atmosphère environnante une certaine quantité de calorique, la rend beaucoup plus tempérée pendant les temps chauds ; telle est la raison pour laquelle la chaleur est moins grande dans les pays voisins de la mer, des fleuves et des rivières, pendant la saison de l'été. C'est ce que confirme encore l'exemple des petites îles, dont la chaleur atmosphérique est plus égale que celle des continens. On sent tous les avantages que l'hygiène peut retirer de ces connaissances météorologiques pour la conservation des forces et l'entretien de la santé; les lieux dont nous parlons sont en effet très-salubres. Il règne peu de maladies à Gibraltar; les habitans de l'île de Malte jouissent d'une bonne constitution, quelques-uns même parviennent, dit-on, à une grande longevité. Nous avons déjà remarqué que les maladies épidémiques n'exerçaient point leurs ravages sur les habitans de Dieppe : nous ajouterons ici qu'on voit parmi eux un assez grand nombre de vieillards.

L'air maritime est beaucoup plus dense et exerce conséquemment un plus haut degré de pression, comme le prouvent les observations *baromètriques*; et l'Eudiomètre tend à démontrer qu'il renferme aussi une plus grande quantité d'oxigène sous un volume donné. Ces idées n'étaient pas inconnues aux anciens ; quoique privés de connaissances chimiques exactes et de la plupart de nos instrumens, ils les avaient acquises par l'observation seule des phénomènes vitaux, tant il est vrai que pour le génie attentif toutes les voies peuvent conduire à la vérité. Les anciens redoutaient avec raison, dans les phthisies inflammatoires confirmées, l'air vif et oxigéné de la mer ; ils préféraient celui de terre, surtout celui des plaines et des vallées ; et remarquons que la pratique est ici d'accord avec les sciences physiques, dont on ne saurait trop recommander, avec Hippocrate, l'étude au médecin.

On croit communément que les lieux voisins de la mer sont aussi ceux où les pluies deviennent plus abondantes et plus fréquentes; mais les faits semblent démontrer le contraire, et dans tous les cas ce n'est pas à son influence qu'il faudrait attribuer ce phénomène, car il pleut très-peu dans les villes de Hollande; et Saint-Pétersbourg, presque situé sur la mer, n'est pas plus arrosé par les pluies que Paris, qui en est beaucoup plus éloigné (1).

L'air maritime, comme les autres parties de l'atmosphère, contient habituellement d'immenses quantités de fluide électrique qui s'y manifeste de la manière la plus évidente; il n'est pas rare d'observer sur les pointes

---

(1) Tourtelle, *Elémens d'hygiène*, tom. I, pag. 251.

des mâts et sur les vergues des vaisseaux une lumière électrique connue des marins sous le nom de feu *St.-Elme*, de *Castor et Pollux*, et *d'Hélène*.

Mais une particularité remarquable, c'est que la neige couvre rarement les terres qui bordent la mer. L'auteur des *Mémoires Chronologiques*, déjà cité, rapporte comme un phénomène extraordinaire et des plus singuliers la grande quantité de neige tombée à Dieppe pendant l'hiver rigoureux de 1709. Cela surprit les habitans plus que ceux des autres villes, parce que, dit-il, « de mémoire d'homme on n'y avait vu pareille chose (1). »

---

(1) La nuit du 2 au 3 février, les rues de Dieppe s'en trouvèrent comblées jusqu'à la hauteur de neuf pieds : on juge de l'effroi que durent éprouver les habitans, en se voyant bloqués dans leurs maisons par une espèce de mur de neige ; chacun appela son voisin, et il fut con-

D'après ces faits et bien d'autres, on pourra expliquer aisément l'action que l'air maritime exerce sur le système vivant : considéré sous le point de vue physiologique, deux organes importans par le rôle qu'ils jouent dans l'économie animale, en reçoivent immédiatement l'impression. Sur l'appareil cutané, elle se manifeste par une augmentation de la contractilité naturelle, qui rend le tissu de la peau plus compacte et

---

venu que tous travailleraient en commun pour former un passage en rejetant cette neige incommode sur le milieu des rues : comme aux jours du danger, on vit dans cette occasion tous les habitans de la ville réunir leurs efforts vers un seul et même but. L'auteur, dissertant à cette occasion sur la cause de la rareté des neiges dans le voisinage de la mer, l'attribue à ce que l'air y est toujours salé. Nous montrerons bientôt que sur ce point il n'a fait que payer son tribut à l'erreur commune. (*Mémoires Chronologiques pour servir à l'histoire de Dieppe*, pag. 458.)

augmente sa tonicité. Ce surcroît d'énergie vitale se communiquant, par sympathie, de l'enveloppe extérieure aux divers systemes du corps vivant, augmente leur action et accélère tous les mouvemens. La circulation est plus régulière et plus animée, les sécrétions deviennent plus abondantes, et toutes les forces locomotrices semblent se déployer avec plus de facilité ; en un mot, il y a un accroissement remarquable d'énergie dans tous les agens de la vie organique. Cette excitation se fait sur-tout remarquer sur l'appareil gastrique, qui rend le travail de la digestion plus prompt et exige une plus grande quantité d'alimens à élaborer ; il n'est personne, en effet, qui n'ait remarqué combien l'appétit s'accroît après un séjour même de courte durée sur les côtes de la mer.

Sur l'appareil respiratoire l'influence de l'air maritime n'est pas moins remarquable;

renfermant, comme nous venons de le voir, une plus grande quantité d'oxigène, sous un volume donné, il porte sur les vésicules aériennes une action d'autant plus prononcée qu'il est plus vif et plus fréquemment agité par les vents. Sous le rapport chimique, nous voyons son influence donner à-peu-près les mêmes résultats; cet air agit mieux sur le sang, avec lequel il se trouve en contact, et contribue plus efficacement à lui restituer la couleur éclatante dont il a été dépouillé dans le système veineux; aussi observe-t-on que les habitans des côtes maritimes ont, en général, une respiration grande et aisée, une circulation énergique, le teint animé, des muscles forts, et qu'ils jouissent enfin d'une plénitude de vie qu'on retrouve rarement dans les villes populeuses, où tout est pâle et dans une sorte d'étiolement.

Mais, pour apprécier à sa juste valeur

l'action de cette atmosphère, dans l'état maladif, il ne faut point se borner à l'étudier sur quelques organes isolés; on doit encore la considérer dans l'ensemble de toutes les impressions que cet agent détermine sur les divers appareils de l'économie: c'est cette action générale et en quelque sorte spécifique, que quelques auteurs ont attribuée à la présence du sel marin (hydrochlorate de soude.) Mead a le premier émis cette idée, et presque tous les médecins anglais qui ont écrit après lui l'ont adoptée sans examen; mais rien ne prouve réellement l'existence de ce sel dans l'air maritime, et les plus simples notions de chimie tendent à démontrer le contraire. Écoutons Hippocrate, dont le vaste génie semble avoir embrassé toutes les questions: *Sol enim quod imprimis in aqua est tenuissimum et levissimum sursum educit et rapit. Id autem ex ipso mari patet, in quo quod salsum est, propter crassitu-*

dinem et gravitatem remanet et mare evadit; tenuissimum verò propter levitatem sol ad se rapit. (*De Aere, Aquis et Locis.*) Ces vérités physiques qu'exprimait le père de la médecine, ont été confirmées, des siècles plus tard, par un grand nombre d'expériences. Le savant M. de Morogues s'exprime à ce sujet de manière à lever tous les doutes : selon lui, « une vapeur aqueuse, légère, insipide et dégagée de sel, est la seule qui s'élève des eaux de l'Océan. » (*Mémoires de l'Académie des Sciences.*) Ce n'est donc point à la présence du sel marin qu'on doit attribuer l'action particulière que tous les auteurs s'accordent à reconnaître dans l'air de la mer (1).

(1) Quoiqu'il n'existe encore aucune expérience directe et concluante à ce sujet, on ne saurait affirmer que l'air maritime soit complètement privé d'acide hydro-chlorique. Quelques phénomènes

Mais n'oublions pas que nos recherches ont un but pratique, et que nous devons nous attacher moins à expliquer qu'à faire connaître l'action dont nous parlons. Remarquons seulement que des circonstances locales défavorables peuvent contrarier l'influence générale de l'atmosphère maritime, au point de modifier et de rendre nuls ses effets. Il est donc un choix à faire par les personnes qui se rendent à la mer pour raison de santé ; elles doivent éviter soigneusement les plages où sont entassées des substances animales et des plantes marines en décomposition, et donner la préférence aux

---

particuliers qu'on observe sur les côtes, tels que la prompte oxidation de certains métaux et l'altération qu'éprouvent les couleurs végétales, paraissent propres à élever des doutes sur l'existence de cet acide, surtout dans le voisinage des rochers qui sont battus par les hautes marées. Cette question mérite de fixer l'attention des physiciens et des chimistes modernes.

côtes, dont le sol, sec et de nature calcaire, permet de se livrer journellement à un exercice convenable (1). De l'aveu général, Dieppe réunit tous ces avantages, et on peut lui appliquer, sans craindre d'être démenti, le passage suivant de Buchan (*Practical Observations on sea-bathing, etc.*) « Il n'existe pas, en effet, de situation plus avantageuse pour procurer le bien-être des personnes qui sont réellement ou croient être valétudinaires. L'aspect du grand Océan, toujours varié dans son ensemble, élève et récrée l'âme, tandis que la fraîcheur vivifiante de l'air de la mer dissipe cette langueur de l'esprit et cette lassitude trop fréquente chez les personnes qui passent les plus grandes

(1) Russel (*loc. cit.*) veut que le terrain environnant soit non-seulement varié et agréable, mais encore salubre et propre à l'équitation et aux autres exercices que le médecin croirait devoir conseiller.

chaleurs de l'été dans les villes très-peuplées, où l'action des rayons solaires est encore augmentée par la réflexion des murs et des pavés brûlans. Les avantages que le citadin retire de son séjour sur les côtes sont analogues à ceux qu'on éprouve à son retour dans son pays natal, après avoir résidé longtemps sous la zône torride. »

Considéré comme moyen prophilactique et curatif, l'air des côtes, surtout lorsqu'on fait concourir au même but les immersions dans la mer, est peut-être le meilleur moyen de prévenir la plupart des maladies qui dépendent des variations de la température ou du séjour prolongé dans une atmosphère humide et viciée par des émanations impures. Il est prouvé, par exemple, qu'en Angleterre, où les affections catarrhales dominent, surtout dans les villes, les enfans et les femmes qui gagnent leur vie en ramassant des coquillages sur la plage, restent étrangers à ces maladies. Il en est de même des affections scrophuleuses, qui sont, en général, assez rares dans les ports de mer, tandis que, de nos jours, on les voit se multiplier ailleurs avec une effrayante rapidité.

Il est surtout une espèce particulière de catarrhe chronique contre lequel l'air de la mer s'est montré très-utile. Buchan, qui en a été affecté lui-même, donne une description assez exacte de cet état maladif. Il débute fréquemment vers la fin de l'été, surtout dans les grandes villes. Une toux incommode, une expectoration abondante de mucosités, l'accélération et la faiblesse du pouls, accompagnés d'un état de fatigue et de lassitude, en constituent les symptômes les plus saillans. L'auteur dont nous parlons déclare qu'il n'a pu trouver de moyen efficace contre cette maladie, que dans le changement d'air ; cette toux cessait lorsqu'il avait respiré l'air de la mer pendant vingt-quatre heures. Il a toujours recommandé ce plan de conduite aux personnes atteintes de la même maladie, qui en ont éprouvé également les effets les plus salutaires.

L'air de la mer, comme tonique et excitant des voies digestives, convient éminemment dans tous les désordres de l'estomac qui se lient à un état de faiblesse. On sait que ces affections sont fréquemment la suite des écarts de régime, de l'abus des boissons fermentées, des veilles prolongées et autres causes parmi lesquelles on pourrait mentionner encore les traitemens débilitans, trop préconisés de nos jours par quelques médecins. Si les heureux effets de l'air maritime, dans les cas de ce genre, pouvaient être mis en doute, il serait aisé de citer des observations nombreuses et concluantes ; nous nous bornerons au fait suivant.

M. P., anglais d'origine, maintenant fixé à Paris, s'étant livré à des excès de tout genre pendant sa jeunesse, était presque toujours valétudinaire pendant qu'il résidait à Londres. Il présentait tous les symptômes propres à indiquer une lésion grave des organes digestifs : pesanteur de tête et migraines presque habituelles, diminution de l'appétit, digestions lentes, pénibles et accompagnées d'éructations fétides ; constipations opiniâtres ou dévoiement plus ou moins prolongé; sommeil fréquemment interrompu, lassitude des membres et aversion marquée pour toute espèce d'exercice un peu actif. Si nous ajoutons qu'au moral le malade était sans cesse obsédé par les idées les plus mélancoliques ; nous aurons présenté le tableau raccourci de cette redoutable affection, particulière aux Anglais, connue sous le nom de *spleen*. Cependant, quelle que fût leur gravité apparente, tous ces accidens disparaissaient, pour ainsi dire, à volonté, après quelque temps de séjour à Dublin, ville maritime, où M. P*** faisait des voyages assez fréquens. Sa santé s'étant visiblement améliorée depuis qu'il habite la France, nous ne doutons pas que ce malade ne trouve une guérison complète à Dieppe, où il se rendra cette année, d'après nos conseils.

Si nous rappelons encore que l'air des côtes, par l'impression qu'il exerce sur l'organe cutané, tend à augmenter la transpiration naturelle, on concevra sans peine qu'il puisse provoquer des crises favorables dans quelques affections chroniques où les sudorifiques trouvent, en général, leur véritable indication. Parmi ces maladies, celle qu'on désigne sous le nom de *Goutte irrégulière et atonique*, paraît avoir été avantageusement traitée par ce moyen. On a vu une résidence plus ou moins prolongée sur la plage de la mer produire les effets les plus favorables dans les cas de ce genre, non-seulement en donnant au paroxysme une marche plus régulière, mais encore par le ton et l'énergie que l'air maritime communique à toute la constitution. Le fait suivant servira de preuve; nous l'empruntons au docteur Gibnecy, médecin, résidant à Brigthon.

In Sept. 1812, Mr. L. of London, who had been for some years, at irregular periods, affected with gout, laboured under a paroxysm of the disease, which was not quite at its height, when he was under the most urgent necessity of attending a dying relation, at the distance of five miles. Being closely shut up in a carriage, on his arrival he took every precaution against cold, concluding that no bad consequences would ensue; but a few hours after his return home, he was seized with a most painful affection of the rectum, attended with strangury, which brought on a catarrhus vesicæ. After some time a mitigation of his complaints took place, and he came to Brighton, where he had remained only a few days, when he found by the change of air alone, independently of any other means, a glow of gentle perspiration regularly come on at night, which soon diminished the above-mentioned distressing symptoms, and in about a month he was considerably recovered. At this time he returned to London, where, in less than three days, symptoms of gout, accompanied with a recurrence of the painful affection above mentioned, began to threaten him; — he again visited Brighton, and a further residence removed all his complaints. (Practical Observations on the use and abuse of cold and warm Sea-bathing.)

« M. L., habitant de Londres, est sujet à la goutte depuis plusieurs années. Dans le mois de septembre 1812, il fut pris d'un paroxysme de cette maladie. L'accès n'était pas encore parvenu à son apogée, lorsque le malade se vit forcé de faire un voyage de cinq milles. Il prit vainement, pendant la route, toutes les précautions pour se garantir des effets de l'air extérieur et du froid. Peu d'heures après son retour, il survint une douleur vive du rectum, suivie de strangurie, laquelle dégénéra bientôt en catarrhe de la vessie. La violence des symptômes ayant diminué après quelques mois, il se rendit à Brigthon. Le changement d'air *seul, et sans le concours d'aucun autre moyen*, procura un changement remarquable, dans l'espace de trente jours. A cette époque, le malade revint à Londres; mais trois jours après son arrivée, les symptômes de goutte reparurent, se compliquant de la même affection douloureuse du rectum. M. L. visita de nouveau Brighton, et cette fois une plus longue résidence guérit sa maladie sans retour.

Il serait trop long d'étudier les effets de l'air des côtes par rapport à toutes les affections particulières pour lesquelles on peut le conseiller avec plus ou moins de succès. On jugera, d'après ce petit nombre de cas, de son utilité dans bien d'autres circonstances analogues. En le considérant sous un point de vue plus général, on peut avancer que cet agent naturel possède toutes les propriétés particulières des moyens toniques et excitans; mais il a sur eux cet avantage, que l'âge, le tempérament, l'hydiosyncrasie apportent peu de modifications à son emploi. Aussi, comme nous l'avons déjà vu, si l'on excepte la phthisie pulmonaire confirmée et quelques maladies analogues, il n'existe peut-être aucun état de mauvaise santé où l'on ne puisse espérer de ce moyen les effets les plus salutaires. On voit tous les jours des enfans, des adultes, des jeunes personnes chlorotiques, des vieillards affaiblis par l'âge, acquérir, après un séjour, même de courte durée, sur la plage, un degré de force et d'énergie qu'on aurait vainement attendu de tout autre moyen.

L'air atmosphérique de la mer convient plus particulièrement, dit Tourtelle (*loc. cit.*), « aux personnes d'une constitution pituiteuse, dont la fibre est molle, inerte et imbibée d'une sérosité surabondante; il est utile à tous ceux affectés de cachexie humide, d'humeurs froides; en un mot, il convient dans les cas d'étiolement, c'est-à-dire dans toutes les affections caractérisées par la pâleur, la faiblesse, la sensation habituelle du froid et la lenteur des mouvemens. Outre qu'il réveille l'action et qu'il dégage une grande quantité de calorique dans les poumons, il électrise *positivement* et produit sur les animaux les mêmes heureux effets que sur les végétaux exposés à son action. »

Nous ajouterons, en terminant, que de légères courses en mer ne peuvent qu'ajouter beaucoup à cette heureuse influence. L'utilité de ces promenades sur l'eau est bien démontrée dans divers cas de maladies chroniques. Quelques exemples prouvent, en effet, que des individus sujets aux indigestions et à l'hypocondrie, qui en est souvent une suite, ont recouvré leurs forces et leur embonpoint, après une violente secousse de mal de mer.

CHAPITRE II.

Qualités physiques et Composition chimique de l'eau de mer.

La mer concourt à la production des grands phénomènes météorologiques (1), elle est le réservoir des eaux qui fécondent la terre, qui désaltèrent l'homme et qui entretiennent la vie des végétaux et des animaux. Si l'on veut, dit Buffon (*Théorie de la Terre*), « avoir une idée exacte de la quantité énorme d'eau que contiennent les mers, on peut supposer une profondeur commune et gé-

(1) On a observé que les orages et les mauvais temps avaient le plus ordinairement lieu au commencement de la haute et de la basse marée; ils durent plus longtemps lorsque la marée monte, et se dissipent plus promptement quand elle baisse.

nérale à l'Océan; et en ne la faisant que de deux cents toises ou de la dixième partie d'une lieue, on verra qu'il y a assez d'eau pour couvrir le globe entier d'une hauteur de six cents pieds. Si l'on veut réduire cette eau en une seule masse, on trouvera qu'elle fait un globe de plus de soixante lieues de diamètre. »

Les propriétés physiques de l'eau de mer se réduisent à sa couleur, son odeur, son goût, sa pesanteur spécifique et à sa température; qualités qui éprouvent des variations ou des changemens plus ou moins sensibles en raison de diverses causes que nous ferons connaître.

Couleur.

L'eau de mer est transparente et incolore lorsqu'elle se trouve dégagée des matières qu'elle tient en suspension et qu'on l'examine en petite quantité. Considérée en masse, elle offre au contraire la couleur bleuâtre du ciel qui s'y réfléchit. Si on la place dans des vaisseaux clos et qu'on l'agite dans l'obscurité, on y voit parfois des lueurs phosphorescentes que l'on attribue aux animaux marins, et plus particulièrement aux mollusques et aux zoophites mous.

Odeur.

L'eau de mer prise à la surface et dans le voisinage des côtes, possède une odeur nauséabonde, due, selon Bergmann, Deslandes et Fourcroy, à la matière grasse, onctueuse, qu'elle contient en assez grande quantité. Toutefois, d'après les expériences de Sperman et de Montfort, cet arome désagréable disparaît à une certaine profondeur, puisque ces deux expérimentateurs se sont assurés que l'eau prise à deux cents pieds de la superficie n'affectait nullement le sens de l'odorat.

Saveur.

L'eau maritime présente un goût extrêmement salé, âcre et bitumineux. L'espèce d'amertume qui en rend la boisson si désagréable, est due particulièrement à l'hydrochlorate de magnésie qu'elle tient en dissolution ; mais cette propriété varie, comme les précédentes, selon qu'on puise l'eau au large ou dans le voisinage des lacs et des rivières qui se jettent dans la mer, etc.

Pesanteur spécifique.

On s'est assuré que la pesanteur spécifique de l'eau de mer, comparée à celle de l'eau distillée, était dans les rapports de 1,0289 à 1,000 ; mais l'eau de mer offre encore à cet égard de nombreuses variations subordonnées à la proportion plus ou moins grande de ses principes constituans.

Température.

Il résulte d'un grand nombre d'expériences, faites à ce sujet, que la température de la mer varie d'une manière assez sensible, suivant qu'on l'apprécie à diverses profondeurs et à quelques époques particulières du jour. D'après l'infatigable Péron, à la surface et loin des côtes la chaleur de l'eau est plus basse à midi que celle de l'atmosphère calculée dans l'ombre ; tandis qu'elle est plus haute à minuit, et qu'elle se trouve en équilibre le matin et le soir (1). Il nous suffira de

---

Péron a remarqué encore que la température s'élève à mesure qu'on avance vers le continent et les grandes îles, et que le froid est d'autant plus prononcé qu'on l'observe à une profondeur plus considérable ; de tous ces faits il se croit autorisé à conclure que les abîmes des mers, semblables aux hautes montagnes, offrent une congélation éternelle.

savoir que sur les côtes de Dieppe le thermomètre de Réaumur, plongé dans la mer en face de la galerie des bains, donne, en général, pendant l'été, de 13 à 14° c'est-à-dire que la température de l'eau y est de plusieurs degrés au-dessous de celle de l'atmosphère.

Composition chimique.

De toutes les eaux minérales que fournit la nature, l'eau de mer est sans contredit la plus riche en principes salins. Dans le voisinage des côtes elle peut être regardée comme un corps hétérogène, puisqu'on y trouve, outre les matériaux qui en font partie intégrante, un nombre infini de particules végétales et animales qui la disposent à une prompte décomposition. On sait que l'eau de mer ne peut se conserver long-temps, même à l'abri du contact de l'air, et qu'elle se putréfie aussi promptement que l'eau douce; d'où on peut conclure que si le même phénomène n'a pas lieu dans le vaste réservoir qui la contient, il faut l'attribuer moins à la quantité de sels qu'elle renferme, qu'au mouvement et à l'ondulation continuelle des flots.

La proportion des principes constituans de l'eau de mer varie, comme la plupart de ses qualités physiques, suivant les latitudes, la chaleur atmosphérique produisant une évaporation plus ou moins considérable, etc. Cependant il importe beaucoup, pour administrer cette eau à l'intérieur, d'en connaître exactement le degré de saturation. On se tromperait grandement, par exemple, en ingérant dans l'estomac, et aux mêmes doses, l'eau prise sur les côtes de la Normandie, qui contient environ quatorze grammes de sels, et celle de la Méditerranée, qui en renferme près de soixante-quatre grammes par demi-litre. Nous aurons occasion de revenir plus tard sur ces différences, en faisant connaître la composition chimique de l'eau de mer, telle qu'elle existe devant les côtes de Dieppe. En attendant, nous citerons les analyses suivantes, sans en garantir l'exactitude :

ANALYSE COMPARATIVE.

Eau de l'Océan.

Mille grammes de cette eau ont donné :

	gr.	c.
Muriate de soude. . . .	25	10
——— de magnésie . .	3	50
Sulfate de magnésie. . } Carbonate de chaux. . }	5	78
——— de magnésie .	0	20
Sulfate de chaux . . .	0	15

Eau de la Méditerranée.

Mille grammes de cette eau ont donné :

	gr.	c.
Muriate de soude. . . .	25	10
——— de magnésie . .	5	25
Sulfate de magnésie . .	6	25
Carbonate de chaux . } ——— de magnésie. }	0	15
Sulfate de chaux	0	15

L'analyse des eaux de la mer Baltique fournit les mêmes résultats, à cela près qu'on y trouve une légère proportion de sulfate de soude (1). Ce dernier sel se

---

(1) Ce sel n'existe réellement qu'en très-petite quantité dans les eaux de la mer, bien qu'on l'obtienne

trouve également dans l'eau de l'Océan prise à cinq ou six lieues des côtes de la Bretagne, comme le prouve l'analyse suivante, consignée dans la *Dissertation sur l'Hygiène Navale*, de M. Billard fils :

Une livre de cette eau a fourni :

	gr.	déc.
Muriate de chaux.	12	0
Sulfate de chaux.	»	4 ½
Sulfate de soude.	»	1 ½
Sulfate de magnésie.	»	13 ½
	14	1 ½

Outre ces principes, qu'on doit regarder comme élémens essentiels de l'eau de mer, elle contient un volume indéterminé de gaz acide carbonique et une matière extractive à laquelle on attribue son goût nidoreux. Les uns voient l'origine de cette substance dans le charbon de terre,

---

en abondance de l'hydro-chlorate à même base, par l'addition de l'acide sulfurique.

les autres la font dépendre de la décomposition des corps marins organisés. Quoi qu'il en soit de ces diverses opinions, l'existence de cette matière animale a été mise hors de doute par les expériences de Deslandes et Fourcroy.

Maintenant si l'on voulait savoir, d'après la nature connue de l'eau de mer, quel est le principe particulier de son action, on trouverait difficilement la solution de ce problème. La chimie, malgré les découvertes qui signalent ses progrès toujours croissans, ne peut sur ce point, comme sur bien d'autres (1), réaliser encore les espérances de la médecine. Le docteur Bryan-Higgins est loin

(1) Discours sur l'application de la chimie à la médecine, placé en tête du *Traité de la gravelle et du calcul vésical*, par Prout; traduit de l'anglais, avec des notes, par Ch. L. Mourgué, in-8°, de 312 pages; prix 5 fr., à Paris, chez madame Seignot et Gabon, libraires et Cie.

d'avoir résolu cette question, en avançant gratuitement, comme il l'a fait, « que les effets avantageux que l'on retire de l'usage de l'eau de mer, doivent s'obtenir plus sûrement et plus promptement par le muriate de magnésie, bien dissous et délayé dans l'eau » : ce n'est là qu'une nouvelle hypothèse ajoutée à mille autres, et dont l'expérience a déjà fait justice. Les principes constituans de l'eau de mer, et plus généralement des eaux minérales naturelles, pris un à un, considérés isolément, sont de peu de valeur. De même qu'aux yeux du séméïologiste, un seul symptôme n'indique rien, de même ces matériaux n'acquièrent de l'importance que par leur réunion : il y a plus, ces principes, par leur action réciproque les uns sur les autres, jouent un nouveau rôle dans le composé. C'est ce qui doit rendre toujours vains et impuissans les efforts que l'art pourrait tenter en ce genre pour imiter la nature. Tous les auteurs qui ont écrit sur ce sujet, se sont aperçus que l'efficacité des bains d'eau salée n'était pas la même dans l'intérieur des terres que dans la mer elle-même. Comment suppléer, en effet, aux impressions agréables que fait naître ce balancement tumultueux des vagues? Comment remplacer, dans un bassin isolé, ces secousses continuelles que la *lame* imprime à tout le système, et qui favorise d'une manière si évidente l'action tonique du bain froid? Cependant, aux yeux de quelques hommes, tout paraît clair et résolu; des grands établissemens fournissent à volonté des eaux de Barèges, de Cauterets, de Vichi, etc.: Car on fait mieux qu'imiter, dit un écrivain à la fois élégant et judicieux, le docteur Bertrand (*Traité des Eaux du Mont-d'Or*), on devine la composition de celles dont il n'existe point d'analyse complète. Ce n'est pas assez de faire marcher de front ces nymphes bâtardes avec les filles légitimes de la nature : on va jusqu'à leur décerner le droit d'aînesse. De semblables prétentions ne rappellent-elles pas l'artiste qui offrait dernièrement aux boîteux des jambes de bois au moins aussi commodes que les véritables ? En nous résumant, nous dirons donc que l'eau de mer agit à la fois telle quelle, bien qu'on puisse reconnaître dans l'action qu'elle exerce sur l'économie, quelques-uns des effets propres à chacun des principes qui la composent.

CHAPITRE III.

Modes d'administration de l'eau de mer.

L'eau de mer, soit qu'on l'emploie sous forme de bain froid ou chaud, soit qu'on l'administre à l'intérieur, laisse, comme tous les moyens curatifs énergiques, pour préciser les cas où elle convient, une espèce de vague que des connaissances suffisantes en médecine peuvent seules dissiper. Ce serait donc une grande erreur de croire qu'on puisse toujours s'immerger impunément dans la mer, et sans autres précautions que celles que réclament les bains ordinaires. L'eau de mer n'est point une panacée. Il est beaucoup de cas où elle peut être dangereuse, de même que son usage immodéré peut nuire à ses effets ordinaires. Les différences des âges et des sexes, celles des tempéramens, de la nature des maladies, de leur degré d'intensité, de leurs élémens, etc., toutes ces circonstances doivent être étudiées, si l'on veut faire de ce moyen un usage rationnel. Le régime, d'ailleurs, doit varier suivant la maladie, ses symptômes apparens, les résultats obtenus, etc. On voit déjà que ce traitement médical n'est point aussi simple qu'on semble le croire communément ; il est donc très-important que le médecin attaché à l'établissement dirige les malades et ait l'autorité qui convient pour faire exécuter ce qu'il a jugé nécessaire. C'est à lui qu'il appartient surtout de considérer les temps, les lieux, et l'état moral des malades qui font l'objet de sa sollicitude habituelle.

Bien plus, il n'est pas toujours suffisant d'avoir déterminé si un médicament peut être réellement utile ; la manière de l'employer fournit de nouveaux problèmes à résoudre. L'eau de mer présente à cet égard des difficultés d'autant plus grandes, qu'elle peut être administrée de plusieurs manières très-différentes.

Outre le bain froid et chaud, on emploie encore l'eau marine en immersions, affusions, douches, lotions, injections, etc. : ces diverses méthodes produisant souvent des résultats différens, nous allons les considérer chacune en particulier.

1°. *Bain à la lame.*

Le mot bain, pris dans le sens limité que nous lui donnons ici, peut être défini l'immersion prolongée de tout le corps dans la mer; ce bain prend le nom de partiel, et se subdivise en *pédiluves*, *maniluves*, selon qu'on se borne à immerger les pieds ou les mains seulement : ces derniers moyens n'étant pas d'un usage fréquent à la mer, nous nous bornerons à les mentionner en passant.

Effets physiologiques du bain à la lame. Cette espèce de bain agissant surtout en raison de sa température, on ne saurait se faire une idée exacte de ses effets, sans rappeler certaines lois générales de l'économie dans l'état de santé.

C'est entre le 12e. et le 15e. degré de calorique que le corps humain se trouve dans un juste milieu ou en équilibre avec l'air atmosphérique, de sorte qu'il ne ressent alors ni la sensation du chaud, ni celle du froid. Si la température vient à diminuer subitement, et qu'elle s'abaisse à 5° au-dessus de *zéro*, par exemple, le froid commencera à se faire sentir. Il en est de même de la sensation que nous éprouvons de la part du bain de mer froid, ou que nous trouvons tel, par la raison de la différence qui existe entre son degré de calorique et la chaleur du corps. Toutes choses égales d'ailleurs, le sentiment de froid dont nous parlons est d'autant plus vif, que cet agent exerce son action sur une surface moins étendue : c'est ce qui fait qu'on souffre moins en entrant subitement et en entier dans la mer, que si on s'y plonge lentement et à demi.

Le rapport de la température actuelle avec celle qui a précédé modifie encore cette sensation : telle est la cause de la différence que présentent nos jugemens sur la chaleur de l'air environnant. Ce que le Russe nomme chaleur est un froid rigoureux pour l'habitant du midi, *et vice versâ*. Le climat, l'idiosyncrasie, l'habitude, etc., sont donc autant de causes qui feront varier, sous ce rapport, l'action du bain de mer; de sorte qu'on peut dire que chaque individu en percevra les effets à sa manière; de même qu'on voit le principe de la vie se prêtant à l'organisation des diverses parties qu'il anime, s'y modifier et s'y montrer avec des propriétés différentes.

C'est ce qui démontre le vice des classifications de bains, qui n'ont d'autre base que des expériences thermométriques. Ces divisions arbitraires ne sauraient, ce nous semble, être d'un grand secours dans l'exercice de l'art. Peut-on, en effet, sans montrer un esprit systématique, établir à cet égard des règles générales, communes à l'enfant dont la fibre est molle, délicate, et à l'homme fort et athlétique, à l'habitant des villes et des campagnes, à l'Africain brûlé par les ardeurs du soleil et à celui qui vit au milieu des glaces et des frimas? Le médecin praticien doit moins observer le degré de chaleur du bain d'après le thermomètre, qu'il ne faut pourtant pas rejeter en entier, que sur la sensibilité particulière de chaque malade, à laquelle rien n'échappe de ce qui lui est utile ou nuisible ; il en est de même de tous les agens qui modifient la sensibilité, et on pourrait la comparer au goût, cet instinct conservateur qui révèle à chaque animal quelle est la substance alimentaire (1) qui lui convient, en quel moment et jusqu'à quel point elle lui est avantageuse (2). C'est pour n'avoir pas considéré la température du bain de mer sous ce point de vue physiologique, que les médecins anglais qui ont étudié son action sur le pouls, se sont égarés

---

(1) L'homme, instruit par le plaisir autant que par la douleur, a trouvé dans sa propre expérience les premiers élémens de l'hygiène et de la médecine. Vous ne trouverez aucune *mesure*, aucune *balance*, aucun *calcul*, auquel vous puissiez vous en rapporter plus sûrement qu'aux *sensations* mêmes qu'éprouve le corps, a dit Hippocrate (*Traité de la médecine primitive*, édit. de Vander-Linden, §. XVI.)

(2) *Doctrine des Constitutions médicales et des Epidémies*, par Ch. L. Mourgué, in-8°, *Montpellier*, 1819.

et ont tous obtenu des résultats différens, souvent opposés.

Les partisans du système de Brown n'ont pas mieux réussi en classant le bain froid parmi les agens débilitans (1) : s'ils avaient analysé son action sur l'homme et tenu compte des conditions respectives du corps déjà mentionnées, ils eussent été conduits à reconnaître que la propriété d'*affaiblir*, qu'ils lui attribuent, ne s'observe réellement que lorsque sa température est excessive par son degré ou sa durée, en d'autres termes, lorsqu'il est mal administré. C'est pour avoir considéré cet agent d'une manière trop isolée et sans égard à la force ou à la faiblesse individuelles, qu'ils ont porté un jugement beaucoup trop exclusif. On peut donc établir positivement que le bain

(1) Il appartient tout aussi peu à la classe des calmans, parmi lesquels Athill l'a compté.

de mer froid, lorsqu'il agit sur un individu offrant des conditions favorables à son emploi, est un moyen tonique et stimulant des plus puissans (1) : c'est dans la connais-

(1) L'action fortifiante n'est pas la seule qu'il détermine. Le bain de mer froid, selon qu'il agit sur l'homme sain ou malade, sur tel ou tel système de l'économie, montre des propriétés nouvelles que nous examinerons par la suite, chacune en particulier. Toutes ces propriétés peuvent être rapportées à la soustraction de la chaleur vitale, à la sensation désagréable dépendantes de la température de l'eau et à l'excitation plus ou moins vive déterminée sur la peau par le mouvement de la lame et les sels irritans qu'elle renferme. Ces diverses impressions se répétant directement ou par sympathie, rendent raison du trouble momentané des organes internes et des effets produits sur toute la constitution en général. Diverses observations peuvent être interprétées de manière à démontrer évidemment quelques-unes des propriétés particulières dont nous parlons. Veut-on une preuve que le bain de mer agit quelquefois à la manière des sédatifs ? on la trouve

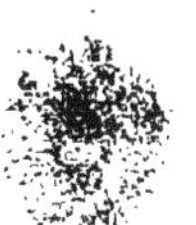

sance exacte et approfondie de ces dispositions individuelles, que le praticien doit trouver la véritable source de ce genre d'indication; c'est là en effet le point le plus

---

dans ces céphalalgies essentielles qui, selon Buchan, sont fréquemment guéries par ce moyen. La même vertu se manifeste dans l'exaltation nerveuse qui s'exprime sous forme de délire maniaque ou de convulsions (Currie). C'est encore la même propriété que Boerhaave et Van-Helmont ont appliquée avec succès au traitement de l'hydrophobie, avant que l'expérience eût fait connaître un moyen plus sûr d'arrêter la marche de cette affection : mais si on change le mode d'administration; si, au lieu de baigner le malade atteint de convulsions, au fort du paroxysme, on administre le bain froid dans l'intervalle, et qu'on répète souvent son usage, alors il agira lentement et par sa propriété tonique et corroborante. C'est ainsi que l'expérience confirme ce que nous avons dit en commençant : selon que le bain de mer est employé dans tel ou tel période d'une maladie, de telle ou telle manière, ses effets peuvent être très-variés.

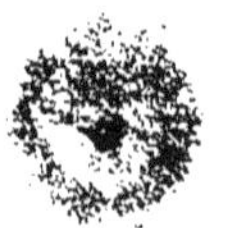

important de la doctrine thérapeutique du bain de mer. La possibilité ou l'impossibilité de la réaction seront pour le médecin ce qu'est au pilote la boussole qui doit le diriger au milieu des écueils ; mais on sent déjà quel nombre de faits il faudra recueillir, avec quel soin scrupuleux on devra sonder l'état actuel de l'organisme pour prononcer *à priori* dans quel cas cette réaction aura lieu ; dans quel cas elle sera impossible. Cette question, par son importance, nous paraît être le dernier terme des recherches qui nous occupent, puisqu'elle doit embrasser dans son ensemble tous les faits relatifs à l'histoire générale du bain de mer.

Nous observerons seulement que cet effort de la nature ne suppose pas toujours, du moins en apparence, un très-haut degré d'énergie. Parmi les faits qu'on pourrait citer à l'appui de cette proposition, nous nous bornerons aux suivans. « Il me

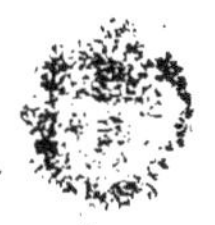

serait possible, dit le docteur Whytt, dans son ouvrage *Sur les Vapeurs*, de rapporter beaucoup d'exemples des bons effets du bain froid, comme ayant fortifié des personnes d'une constitution faible et délicate, et les ayant rendues moins sujettes aux maux de nerfs ; mais je me contenterai de dire que j'ai vu ce remède être d'une grande utilité à plusieurs femmes qui, principalement à cause de leur *faiblesse*, faisaient des fausses couches. Une femme, entre autres, retira plus de soulagement d'avoir continué longtemps d'abord les bains froids et ensuite les bains de mer, que de l'usage du quinquina, des amers, des eaux minérales ferrugineuses et de divers autres remèdes. »

Personne n'ignore que Pomme a beaucoup vanté le bain froid, qu'il regardait comme un des moyens les plus propres à fortifier les nerfs. On ne niera pas sans doute que le bain de mer ne puisse être administré, dans ce cas, avec un succès au moins égal.

Un médecin qui est doué d'un excellent esprit d'observation et que nous aurons souvent occasion de citer, M. le docteur Louyer-Villermay, s'exprime à ce sujet d'une manière positive (*Traité des Maladies nerveuses, hystérie*, t. I, p. 186) :

« Les bains froids très-peu prolongés, ou les immersions dans l'eau courante, et surtout dans la mer, ont une grande propriété stimulante ; ils conviennent particulièrement aux constitutions lymphatiques. »

Remarquons encore que c'est sur les enfans scrophuleux, en général faibles, susceptibles et délicats, que le bain de mer a obtenu le plus de succès. Tous les médecins qui ont pu suivre la clinique du professeur Delpech, savent avec quelle hardiesse et quel rare bonheur ce chirurgien célèbre a employé l'eau de mer à l'intérieur et à l'extérieur ; mais c'est surtout dans ces cas de faiblesse constitutionnelle dépendante de l'état scrophuleux, que nous avons vu le bain de mer, conseillé par ce praticien, produire les effets les plus salutaires (1).

Buchan cite les individus chez lesquels la pâleur, la flaccidité de la peau s'allient à la débilité générale, comme étant ceux à qui l'usage du bain de mer froid est le plus avantageux. On a vu à Dieppe des malades affaiblis, les uns par les travaux d'esprit, les autres par des libations trop fréquentes dans le temple de Vénus, ou par des habitudes plus funestes encore, trouver dans les eaux de la mer le meilleur remède à leurs maux; mais rien ne prouve

(1) On doit désirer, pour les progrès de cette partie de la thérapeutique, que le professeur Delpech publie les nombreuses observations qu'il a recueillies à ce sujet; on aimerait à les voir figurer dans les recueils pratiques dont il enrichit en ce moment la chirurgie française.

mieux les efforts conservateurs de la nature, que la réaction qui s'établit contre le stimulus du bain froid dans certains cas où l'abolition de la sensibilité et de la contractilité semblent, en quelque sorte, livrer le corps sans défense à l'action de cet agent. Le fait suivant peut être cité pour exemple (1) :

M. de Bréville, chef d'escadron commandant la gendarmerie du département du Pas-de-Calais, âgé de quarante-sept ans, était doué d'une bonne constitution lorsqu'il commença sa carrière militaire, à l'âge de quatorze ans ; les fatigues inséparables de cette profession n'eurent pour lui aucune suite fâcheuse jusqu'à la vingt-huitième année de sa vie, époque à laquelle il fut atteint

(1) Nous sommes redevables des principaux détails de cette observation à M. Morel, chirurgien de l'hôpital civil de Dieppe.

d'une fièvre intermittente qui, après trois ans de durée, dégénéra en un *asthme humide*. M. de Bréville se maria à quarante-trois ans, et éprouva bientôt après une fièvre catarrhale dont la cause était due en partie à des chagrins domestiques. On soumit le malade à divers traitemens ; mais la faiblesse augmentant de jour en jour, particulièrement dans les muscles des bras et des jambes, on commença à craindre la paralysie générale. C'est dans cet état que M. Roussel, médecin en chef de l'Hôtel-Dieu de Rouen, conseilla l'usage du bain à la lame. A son arrivée à Dieppe, le malade éprouvait, rapporte-t-on, les symptômes suivans : « Accès de fièvre irréguliers, perte d'appétit, respiration difficile, sueurs presque continuelles, céphalalgie, facies *apoplectique* (1), décu-

(1) Cette prédisposition constitue souvent une contre-indication majeure à l'usage du bain à la lame. On doit,

bitus en suppination, impossibilité de se coucher sur l'un ou l'autre côté et de se tenir debout sans secours étrangers. »

M. de B** prit le premier bain à la lame, soutenu par deux guides, et n'y resta que quatre minutes ; il éprouva du mieux dans le courant de la journée et les jours suivans. Les forces se rétablirent, et, après le soixantième bain, le malade se promenait dans la ville, *la canne sous le bras.*

Nous n'avons pas cité ce fait pour en faire une règle de pratique, mais dans la vue de prouver seulement ce qui a été déjà avancé, que la nature peut développer de grandes ressources, alors même qu'elle semble toute anéantie.

---

en général, dans les cas de ce genre, préférer l'affusion froide sur la tête, après avoir désempli convenablement les vaisseaux sanguins.

Si dans ces circonstances l'autorité des forces vitales se prononce d'une manière si évidente, que ne doit-on pas attendre de leur énergie dans l'état sain ou physiologique du système vivant, qui doit fixer ici plus particulièrement notre attention?

Supposons en effet un homme dans la force de l'âge, doué d'une constitution robuste, actuellement exempt de toute prédisposition morbide : cet individu plongé dans la mer, à la température de dix à douze degrés, échelle de Réaumur, éprouvera deux ordres de phénomènes bien distincts ; nous désignerons les premiers sous le nom de phénomènes *primitifs*, par opposition aux seconds, que nous nommerons phénomènes *consécutifs* ou de *réaction*. Il semble qu'on peut également distinguer dans les effets produits par le bain à la lame deux périodes bien marquées (1).

Phénomènes primitifs , première période. Dans la première période, c'est-à-dire à l'instant de l'immersion, l'individu dont il s'agit éprouve un sentiment général d'horripilation ; la peau se resserre par une sorte de mouvement concentrique, qui lui donne un aspect rugueux, mamelonné, qu'on désigne vulgairement sous le nom de chair de poule, *cutis anserina ;* les poils s'érigent dans leur bulbe, la transpiration naturelle se supprime ; le système capillaire sous-

(1) Nous attachons peu d'importance à cette division, adoptée pour mettre plus d'ordre dans l'énumération des phénomènes, plutôt que pour en faire la base d'une vaine théorie : nous ajouterons même que dans certains cas la réaction peut être directement provoquée par le stimulus ; d'où il résulte qu'alors les effets de l'un et de l'autre se confondent, pour ainsi dire, et s'offrent à l'observation en même temps.

cutané est dans un état de constriction qui gêne la circulation et fait refluer le sang vers les troncs principaux ; la surface du corps pâlit, les veines superficielles s'effacent, le pouls devient petit et se concentre, la respiration est irrégulière et précipitée, la voix faible et tremblante ; souvent il survient des claquemens de dents, et des crampes se font sentir dans les jambes ; la chaleur et la sensibilité diminuent, le besoin d'uriner se fait sentir fréquemment (1), enfin le trouble général de toutes les fonctions vitales an-

---

(1) Quelques auteurs qui admettent la possibilité de l'absorption dans le bain froid, ont cru en voir une preuve dans cette fréquence d'évacuation ; mais on sait que le même phénomène peut être produit par l'action de l'air extérieur, par des simples affusions, et même par la seule exposition des pieds à l'action de l'eau froide : il résulte de là, qu'on ne saurait en tirer aucune conclusion légitime en faveur de l'absorption. Il est une expérience plus décisive pour parve-

nonce le refoulement des forces et la concentration vicieuse des fluides à l'intérieur. Si dans cet état le bain est prolongé au-delà des bornes prescrites, l'homme reste sans défense contre l'élément qui l'environne de toutes parts ; les phénomènes que nous venons de décrire continuent à se manifester, mais avec plus d'intensité ; et selon l'état actuel, il peut survenir des lipothymies, des défaillances, des congestions cérébrales, ou une asphixie mortelle. C'est là le cas de

---

nir à la vérité sur ce point : elle consiste à prendre un chien nouveau-né, et à le plonger pendant un certain temps dans l'eau froide, à laquelle on ajoute une substance colorante, telle que l'encre, par exemple; s'il y a réellement absorption, les urines rendues plus tard doivent être colorées. Nous aurons occasion de revenir sur cette question physiologique, d'une application directe à la thérapeutique du bain de mer, en étudiant les effets particuliers de ce bain sur chaque système de l'économie.

l'action débilitante exercée par le bain de mer froid. Mais si l'individu sort de l'eau sans attendre le second frisson, et qu'il s'essuie et s'habille promptement, on verra se manifester la seconde espèce d'effets consécutifs que nous avons déjà mentionnés.

Phénomènes consécutifs ou de réaction. Dans cette seconde période les symptômes précédens disparaissent successivement; la peau, de pâle et contractée qu'elle était, devient rouge et s'épanouit; un sentiment de chaleur et de bien-être se répand partout; le pouls augmente de force, de fréquence, et peut même s'élever jusqu'à l'état de fièvre; l'équilibre de la circulation se rétablit, la transpiration insensible reparaît; tous les mouvemens vitaux s'exaltent; il existe un surcroît d'énergie dans tout le système; les forces et les fluides, concentrés à l'intérieur, se portent alors vers la circonférence; en un mot l'individu reçoit dans toutes ses fonctions une activité remarquable, qui annonce bien évidemment l'action tonique et stimulante du bain de mer froid.

Ces deux ordres de phénomènes offrent une grande analogie avec les accès de fièvre intermittente (1) : des deux côtés, disent les auteurs de l'article BAIN (*Dict. des Sc. Méd.*), « nous voyons un frisson à la suite duquel s'excite une chaleur remarquable. Nous savons d'ailleurs que des maladies ont cessé sous les influences d'une fièvre intermittente, et l'usage des bains froids a été suivi de succès semblables. Nous offrons ces rapprochemens à la méditation des physiologistes. »

---

(1) Cette analogie n'avait pas échappé à la pénétration des anciens ; on en trouve la preuve dans les écrits d'Huxam, Van-Swieten, Bergius, etc. ; et il y a plus de cinq cents ans que Gentilis Fuligina, médecin italien et commentateur d'Avicenne, a dit que le bain froid produit une *fièvre éphémère*. (Marcard, *De la Nature et de l'Usage des Bains*, page 243.)

L'eau de mer froide employée sous formes d'immersion, d'affusion et de douches, produit des phénomènes généraux à-peu-près semblables ; cependant il existe quelques différences dont le praticien doit tenir compte pour adopter, selon les cas, l'un ou l'autre de ces divers moyens.

2°. *Immersion froide.*

Ce mot, pris dans le sens limité que nous avons attaché au bain, signifie l'action de plonger subitement tout le corps ou une partie seulement dans la mer, et de le retirer aussitôt. L'immersion (1) est donc, comme le bain, générale ou partielle, complète ou incomplète. Mais

(1) *Immersio*, du verbe latin *immergere*, plonger. Les Grecs n'avaient, pour rendre cette expression, que le mot βυθιστρα.

elle s'éloigne de ce dernier en ce que la sensation de froid qu'elle détermine est fugitive, momentanée, la commotion plus vive, la réaction vitale plus prompte et en quelque sorte directement provoquée par le stimulus. Toutefois l'immersion répétée aurait des suites non moins fâcheuses que celles du bain trop prolongé; c'est-à-dire, qu'alors la réaction ne serait ni aussi complète, ni aussi salutaire. Nous sommes donc loin de partager l'opinion de quelques médecins qui recommandent de répéter l'immersion jusqu'à quatre et cinq fois de suite; car, à moins que la constitution particulière du sujet ou l'habitude ne viennent diminuer les effets de ce passage fréquent d'un milieu dans un autre, il vaudrait mieux prescrire un bain de la même durée que ces immersions réitérées.

La rapidité de l'immersion ne permet point

de supposer qu'elle agisse, comme le bain, en raison des sels irritans contenus dans l'eau, et du choc plus ou moins brusque imprimé par la lame; c'est surtout à la température du liquide qu'on doit attribuer les effets qu'elle produit : on pourrait donc penser qu'il est à-peu-près indifférent de prendre l'immersion à la mer même ou dans un bassin isolé; mais il peut s'offrir des circonstances pour lesquelles on ne saurait suppléer au premier moyen; c'est lorsqu'on voudra déterminer une forte impression sur le moral des malades. On sent qu'alors la vue imposante de l'Océan, le spectacle des vagues, l'image d'un plus grand danger, doivent ajouter beaucoup à l'efficacité du remède. Voici un fait (1) d'alié-

---

(1) Il a été consigné dans une dissertation inaugurale présentée à la faculté de Montpellier, le 10 février 1818. Cet essai, rédigé dans l'esprit éminem-

nation mentale, dans lequel les impressions morales dont nous parlons ont joué probablement un rôle supérieur à l'action purement physique des eaux de l'Océan. Il est question d'une marchande de modes de Madrid, qu'on plongea nue tous les jours dans la mer à la marée montante; la malade était soutenue de manière à être soulevée par les flots en lui laissant craindre à chaque instant d'être submergée. Elle fut complètement guérie de sa folie après un mois environ de ce traitement.

Soit qu'on la considère comme moyen hygiénique ou comme moyen curatif des maladies, l'immersion jouissait déjà d'une

---

ment philosophique qui caractérise l'école à laquelle il appartient, renferme les seules observations complètes qu'on ait peut-être recueillies jusqu'ici sur l'emploi du bain de mer dans les cas de scrophules. La plupart de ces faits sont dus au professeur Delpech, et au docteur Boquis praticien distingué à St.-Tropez.

grande faveur parmi les anciens Grecs, les Romains, les Sarmates, les Gaulois, mais surtout chez les Juifs, pour lesquels elle est encore de nos jours un précepte religieux.

Dans les premiers temps du christianisme le baptême se faisait par une ou plusieurs immersions froides. Cette coutume, à laquelle l'hiver et ses rigueurs n'apportaient aucun changement, existait encore, si l'on en croit l'abbé Prévôt, chez les Orientaux, en Portugal et dans certains cantons de l'Irlande (1).

Maintenant, si nous considérons les effets immédiats de l'immersion, nous la voyons produire une soustraction rapide de la chaleur vitale, un vif resserrement de la peau, etc.; à ce premier état succède une réaction des organes plus ou moins énergique et de laquelle résulte, comme pour le bain, un sentiment d'excitation et de

(1) *Histoire générale des Voyages.*

vigueur ; mais on ne doit pas oublier qu'ici la réaction est plus vive et plus prompte, ce qui établit toujours une certaine différence entre ces deux moyens : il y aura, si l'on veut, analogie dans les effets produits ; mais les uns seront brusques et subits, tandis que les autres s'annonceront d'une manière lente et graduelle.

3°. *Affusion froide.*

On entend par affusion (1), ce mot pris dans le même sens limité, l'action par laquelle on fait tomber l'eau de mer en nappe assez considérable pour atteindre à la fois une grande étendue ou la totalité du corps. On la verse ordinairement à plein seau ou à plein vase sur la tête. Les Anglais et surtout les doc-

---

(1) *Affusio*, du latin, *affundere*. Hippocrate employait le mot επιχεειν, auquel il accordait à peu près la même signification.

teurs Wrigth (1), Currie (2), Dalrymple, etc., qui ont fait un grand usage des affusions, conseillent de l'administrer à la température de 8 à 15 degrés de Réaumur; mais, ainsi que pour le bain, la température doit être réglée d'après l'état actuel de l'individu, la nature du mal, etc.

L'affusion, considérée dans ses effets physiologiques, diffère peu de l'immersion; elle semble produire cependant une impression plus vive et plus profonde, qui varie selon qu'on verse l'eau avec plus ou moins de rapidité. Outre l'action tonique qu'elle exerce en commun avec le bain à la lame, l'ébranlement profond et général qu'elle suscite dans tout le système nerveux fait de l'affusion un des moyens les plus

---

(1) *London Medical Journal*, 1786.

(2) *Medical reports on the effects of Water, cold and warm, as a remedy in fever, etc*

puissans que possède la médecine perturbatrice.

4°. Douche froide.

La douche consiste dans une colonne d'eau d'un diamètre de six à douze lignes, qui frappe certaines parties du corps avec une vîtesse et une force proportionnées à la hauteur du réservoir qui contient le liquide. La douche prend le nom d'*ascendante* lorsqu'on donne au jet une direction qui l'élève contre son propre poids et perpendiculairement de bas en haut. Si la colonne de liquide est dirigée horizontalement, elle prend le nom de *douche latérale*. La douche peut être dirigée sur tous les points de la surface du corps ; mais rarement sur l'abdomen ; la colonne ascendante est spécialement destinée à pénétrer dans le vagin et le rectum : dans ces cas, on adapte au tuyau conducteur un ajustage dont l'extrémité présente une ou plusieurs ouvertures. Ce dernier mode d'administration de l'eau de mer nécessite quelques précautions particulières relatives à la quantité de liquide qui peut s'introduire dans le rectum, et à la force de la colonne, qui ne doivent point dépasser certaines limites.

L'action de la douche est en raison composée du diamètre du cylindre, de l'élévation du réservoir, de la densité et de la température du liquide qu'on emploie; mais pour apprécier exactement ses effets sur l'économie, nous répéterons encore qu'il faut interroger la sensibilité particulière des sujets et l'état des parties soumises à l'influence du remède. La durée de la douche est ordinairement de dix à vingt minutes. Il convient quelquefois, à cause de la sensation continuelle produite par la chute du liquide, de changer de lieu ou de diminuer l'effet désagréable en enveloppant d'un linge fin la partie soumise à son action.

D'après ce que nous avons dit de l'immersion et de l'affusion, il est facile de voir en quoi la douche diffère de ces premiers moyens. Ceux-ci agissent en même temps sur toute la surface, tandis que la douche n'affecte primitivement qu'un point circonscrit du corps. La percussion qu'elle détermine peut être considérée comme la principale cause de ses effets. Cependant la douche a cela de commun avec l'immersion et l'affusion, qu'elle soustrait une certaine quantité de calorique libre à la partie sur laquelle on la dirige ; mais l'excitation qui en est le résultat ne tarde pas à reproduire la chaleur avec une grande efficacité.

Lorsqu'on emploie la douche d'eau de mer froide contre l'aliénation mentale, ordinairement on la fait précéder par les relâchans et les bains tièdes ; on l'administre pendant que le malade est encore dans le bain ; c'est toujours exclusivement sur le vertex qu'on la dirige ; et lorsqu'on veut en retirer un effet sédatif, on la continue pendant quinze à vingt minutes au plus, sans lui donner une grande hauteur. La douche prise de cette manière, dit le docteur Nisten (*Dictionn. des Scienc. Méd.*, art. DOUCHE), « diminue l'activité de la circulation cérébrale; tandis que la circulation générale étant favorisée à l'aide du bain tiède, le sang se porte, comme par révulsion, à toutes les autres parties. »

5°. *Aspersion.*

L'*aspersion*, la *fomentation*, la *lotion* d'eau de mer froide peuvent encore être administrées pour satisfaire à diverses indications. On voit, d'après cela, de combien de modifications peut être susceptible l'usage de l'eau de mer, et de quelle importance il est, conséquemment, de se diriger à cet égard par les conseils d'un médecin qui observe constamment les effets de ce remède.

CHAPITRE IV.

Règles générales relatives à l'usage de l'eau de mer employée à l'extérieur.

Les préceptes qui vont nous occuper sont inconnus pour la plupart aux personnes qui font usage du bain de mer, et cependant, on ne saurait trop le dire, leur oubli ou leur négligence peut faire naître une foule de maux. Il faut, si on veut compter sur l'efficacité de ce moyen curatif, saisir le moment opportun et prendre les précautions que nécessite son emploi. Si le bain de mer n'apporte pas toujours des effets délétères lorsqu'on le prend sans motif, on sait aussi que le défaut de soins peut faire manquer son action dans les cas où il devient nécessaire.

Les règles dont il s'agit se rapportent particulièrement au régime et aux précautions que les malades doivent prendre avant, pendant et après le bain. Elles s'appliquent également à l'usage de l'immersion, de l'affusion et des douches froides. Quant au bain de mer chaud, il offrira, à cet égard, quelques différences sur lesquelles nous reviendrons en parlant des effets de l'eau marine combinée avec le calorique et certaines substances médicamenteuses.

Précautions avant le bain. Il en est de l'eau de mer comme de la plupart des eaux minérales naturelles douées de propriétés énergiques, son usage réclame souvent un traitement préparatoire ; mais loin de le faire subir à tous les malades indistinctement, comme le prescrivait naguère une routine aveugle, cette médication doit être subordonnée à la différence des constitutions et des maladies. Ainsi administrés, les remèdes préparatoires forment avec le bain de mer une seule et même méthode de traitement, qui doit dans bien des cas en assurer le succès.

Quelques médecins anglais, parmi lesquels nous nous bornerons à citer le docteur Arthur Clarcke (1), paraissent croire qu'on peut sans danger se plonger dans la mer lorsque le corps est couvert de sueur ou échauffé par un long exercice ; ils citent l'exemple de la jeunesse romaine qu'on voyait traverser le Tibre à la nage, après s'être exercée à la lutte et autres jeux gymnastiques; ils s'appuyent encore de l'usage des Russes, qui se plongent dans l'eau froide, ou se roulent dans la neige, en sortant de leurs étuves chaudes et enfumées. Mais que prouvent tous ces exemples,

(1) *An essay on warm, cold, and vapour Bathing with practical observations, etc.* Londres, 1820, 7ᵉ. édit.

sinon que l'habitude, l'influence particulière du climat, etc., peuvent diminuer les suites fâcheuses d'une pratique si contraire aux lois de l'économie? En France, personne n'ignore qu'il y aurait de l'imprudence à se mettre dans le bain lorsqu'on est en sueur ou agité par quelque cause soit physique ou morale; mais il ne serait pas moins dangereux de se baigner à la mer dans un état opposé du système, c'est-à-dire lorsque le corps est trop refroidi : on doit prendre un terme moyen entre ces deux extrêmes; le moment favorable est celui où les forces et la chaleur vitales se trouvent dans un juste équilibre, à la suite d'un exercice modéré. Cet exercice est surtout nécessaire pour les enfans et pour les individus à fibre lâche et molle, dont tous les appareils languissent dans une funeste inertie. Marcard (*de la Nature et de l'Usage des bains*) a fort bien observé que les enfans qu'on tire de l'état de repos le plus entier pour les baigner dans l'eau froide, et auxquels on ne fait prendre aucun mouvement un peu prononcé, sont pâles, décolorés et n'ont pas cette vivacité qui se peint si bien sur leur intéressante physionomie.

En général, il sera prudent de mettre au moins deux heures d'intervalle entre le repas et le moment de se baigner; les bains les plus simples ne pouvant être pris sans danger dans l'acte de la digestion, on sent que cette précaution devient plus nécessaire pour l'immersion dans la mer, qui exerce sur le système une action plus puissante que le bain ordinaire.

Il est généralement reçu parmi les habitans des villes maritimes, que le matin est le moment le plus opportun pour se baigner. Cette coutume n'a aucun inconvénient, pourvu qu'on ne la mette point en pratique au sortir du lit. Car les propriétés vitales de tous les systèmes, encore engourdies, réagiraient imparfaitement contre l'action du froid, et on s'exposerait ainsi, tout au moins, à rendre nuls les effets du bain. Quoique sur ce point le genre de vie de chaque individu donne lieu à une foule de règles différentes en général; le bain doit être pris de préférence le matin, c'est-à-dire depuis neuf heures jusqu'à midi, autant que cela peut s'accorder avec l'heure de la marée.

Précautions pendant le bain. Les anciens, pendant qu'ils prenaient le bain, restaient dans un calme parfait. Quelques écrivains méditaient alors leurs compositions; Suétone parle d'un recueil d'épigrammes qu'Auguste avait composées dans le bain. Pline le jeune dit que son oncle dictait ou écoutait des lectures utiles pendant qu'il se baignait. Ces exemples prouvent qu'il est bon de s'y distraire; mais il y a d'autres soins plus importans lorsqu'on se baigne à la mer.

En les faisant connaître, nous ne devons pas oublier qu'un des effets principaux de ce genre de bain est le refoulement vicieux du sang, qui se porte en plus grande abondance vers les parties supérieures, d'où dérivent quelquefois, selon l'état actuel des individus, des céphalalgies plus ou moins intenses, de légers vertiges, des pesanteurs de tête et même une tendance aux congestions cérébrales. Les médecins de l'antiquité n'ont pas ignoré ces divers accidens; pour s'en convaincre, on n'a qu'à lire un passage dans lequel Mercuriali, *de arte gymnastica*, mentionne les effets produits par la natation dans la mer. Cependant rien n'est plus facile que de prévenir les phénomènes dont il s'agit, sans forcer les malades à se plonger dans l'eau la tête la première, comme on leur en fait souvent une loi rigoureuse et presque inhumaine. Cette pratique est depuis longtemps établie à Dieppe et dans quelques autres ports de mer; mais il serait difficile de citer un seul fait qui puisse la justifier : outre que certaines personnes éprouvent une sorte d'horreur à l'idée seule d'être ainsi plongées dans la mer la tête la première; ce procédé, contraire à toutes les idées reçues, paraît plus propre à favoriser qu'à prévenir les accidens que l'on veut éviter : il est probable que les migraines qui suivent quelquefois l'immersion, sont dues en effet à ce mode vicieux de se baigner. Buchan s'est déjà élevé avec force contre cet usage, dont il attribue l'origine aux *guides baigneurs*, qui, mus par l'idée de donner plus de prix à leurs services, en occasionant cette espèce de peur aux malades, ont établi et continué cette pratique; mais leur vrai devoir et leur utilité doivent se borner à prévenir tous les accidens auxquels pourraient s'exposer les personnes timides ou imprudentes, pendant le temps qu'elles restent dans l'eau.

Il suffira donc, pour prévenir tout danger dans les cas ordinaires, d'exposer la totalité du corps à l'action de l'eau et d'y plonger la tête à son tour, comme les autres parties. Cela doit se faire le plus tôt possible, parce que, plus l'immersion, comme nous l'avons vu déjà, est prompte et rapide, moins la respiration est gênée, et moins aussi on éprouve de maux de tête pendant et après le bain. Bien que les individus qui ont une tendance apoplectique doivent préférer le bain tiède, si des motifs puissans les forçaient de se baigner à la mer, alors on devrait recourir à des précautions particulières, et leur mouiller la tête, soit en y versant de l'eau dessus, soit par l'application de linges trempés, avant le bain froid.

Quoiqu'on ne puisse déterminer d'avance

la durée du bain attendu les variations qu'apporte à cet égard le degré de force et d'énergie plus ou moins prononcées de chaque individu ; la règle générale veut qu'on n'y attende pas l'apparition du deuxième frisson. Les anciens craignaient avec raison le bain froid trop prolongé. *Vitanda est longior in frigidæ solio mora*, a dit Actius depuis longtemps.

Les malades doivent, autant que possible, s'y livrer à quelques mouvemens. De tous les exercices qu'on pourrait conseiller, la natation est celui qui doit être préféré, et le plus propre à aider les bons effets du bain. Ce moyen gymnastique, restreint dans des limites convenables, augmente l'énergie des muscles et facilite la réaction vitale, de laquelle dépend tout le succès.

Précautions après le bain. Baldini conseille de se mettre au lit après le bain froid : loin de suivre ce conseil, directement opposé au but du remède, on doit s'habiller à la hâte, s'essuyer avec des linges secs, non chauffés, et se livrer immédiatement à l'exercice en plein air, ou chez soi, si le temps est contraire; mais on évitera la fatigue, une trop longue exposition aux rayons du soleil, et toutes les causes qui tendraient à diminuer les forces, en provoquant d'abondantes sueurs.

C'est ici le lieu de signaler un abus des plus graves. Il n'est pas rare de voir les habitans des villes maritimes, après s'être baignés le matin, revenir à la mer et répéter ces immersions jusqu'à trois et quatre fois dans la même journée : on concoit que l'habitude puisse effacer jusqu'à un certain point les suites d'une telle pratique; mais les malades ne doivent point imiter ce dangereux exemple. Un seul bain suffit ordinairement, et il est même des personnes qui ne doivent point se baigner tous les jours. Outre que dans la seconde immersion on éprouve une plus grande sensation de froid, le contact réitéré de l'eau et la soustraction fréquente de calorique qui en est la conséquence, finissent par triompher des forces vitales, et le bain, au lieu de fortifier, ne produit alors que des effets débilitans. Cette règle touche de plus près à la santé qu'on ne le croit communément. Il suffira pour en donner la preuve de rapporter le fait suivant que nous empruntons au docteur Currie (*loc. cit.*)

» Quelques marins ayant fait naufrage, furent jetés sur un banc de sable, à l'embouchure de la rivière Mersey, où ils restèrent pendant vingt-trois heures, au fort de l'hiver, accrochés à la carcasse du vaisseau. Cette portion du navire offrant une position inclinée, ceux qui se trouvaient sur la partie la plus élevée étaient hors de l'eau, mais ils étaient de temps en temps couverts par les lames, tandis que les autres se trouvaient presque constamment immergés dans l'eau. Les deux maîtres, hommes forts et vigoureux, qui étaient placés sur la partie supérieure, succombèrent dans la nuit; tandis que les autres naufragés, parmi lesquels se trouvait un nègre, furent tous sauvés, excepté un, et se rétablirent parfaitement. »

Régime.

Les règles concernant le régime des malades qui font usage du bain de mer, ne sont pas moins importantes que celles qui précèdent; on le concevra sans peine, si l'on réfléchit que, seul, il peut remédier à bien des maux. Nous ajouterons que, puissant auxiliaire des bains de mer, le régime peut beaucoup avec eux, et que ces derniers ne peuvent rien sans lui; quoiqu'il ne soit pas permis d'établir à cet égard des lois fixes et invariables, il est cependant quelques précautions toujours nécessaires pour ne pas contrarier l'action de l'eau de mer, ou même pour que ses effets ne puissent pas être nuisibles.

Toutes les erreurs graves de régime exposant à ce danger, il faudra par conséquent les éviter avec soin. On doit insister d'autant plus sur ce point, que l'énergie communiquée à l'estomac par l'air maritime et le bain de mer porte en général les malades à se livrer sans réserve aux plaisirs de la table. Sans doute on ne peut se flatter qu'ils n'oublieront jamais les règles de la tempérance; mais ils doivent au moins se rappeler que, dans ce cas, la prudence conseille de cesser l'usage du bain pendant quelques jours. Sans prétendre fixer la quantité d'alimens et le nombre de repas, puisque tout cela doit se trouver dans les rapports de la maladie, des forces digestives, de l'âge, etc., nous dirons que la diète la plus convenable et vraiment la meilleure est celle que la modération conseille, et qui produit, après chaque repas, un sentiment de liberté et de bien-être intérieur. Une nourriture puisée à la fois dans les substances animales et végétales, mais prise en petite quantité, produira toujours cet effet, si on en retranche avec soin les ragoûts épicés et l'usage immodéré des liqueurs fermentées, etc.

Il n'importe pas moins que les divers exercices auxquels on se livre sur les côtes de la mer soient restreints dans les bornes convenables. L'usage du bain ne comporte pas plus des courses forcées qu'un repos trop absolu.

L'équitation, la danse modérée et en plein air, la natation, le jeu de billard, la musique et les promenades à pied ou en voiture, promettent d'heureux résultats aux malades: nous les conseillons surtout aux individus atteints d'hypocondrie, d'affections vaporeuses, et dont le système nerveux est irritable et facile à émouvoir. Dans les réunions auxquelles ces divers exercices donnent lieu, il s'établit des communications franches et faciles ; on se voit, on s'aide mutuellement, on s'encourage, et chacun, tout en songeant à sa propre guérison, concourt, à son insçu, au rétablissement des autres. Eh! comment toutes ces causes ne contribueraient-elles pas à favoriser l'action du remède! ne forment-elles point, comme nous l'avons déjà dit, une partie la plus importante peut-être de la thérapeutique de presque toutes les maladies chroniques?

FIN.

TABLE

DES MATIÈRES.

Fautes à corriger.

Pag. 57, ligne 6, Gibnecy, *lisez*, Gibney.

92, lign. 16 et 17, dans quelques exemplaires, *au lieu de* alors qu'elle semble toute anéantie, *lisez*, alors qu'elles semblent toutes anéanties.

www.ingramcontent.com/pod-product-compliance
Ingram Content Group UK Ltd.
Pitfield, Milton Keynes, MK11 3LW, UK
UKHW020153200726
13856UKWH00003B/973

9 782013 03961